DE QUELQUES PROGRÈS

A RÉALISER DANS

L'HYGIÈNE DES PENSIONNATS

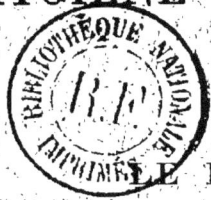

PAR

LE Dr GRELLETY

Médecin consultant à Vichy,
Ancien Secrétaire des Sociétés de Thérapeutique et d'Hydrologie,
Lauréat de l'Académie (médaille d'argent des eaux minérales),
Membre du Concours médical, de la Société française d'Hygiène,
Correspondant des Sociétés médicales d'Angers, Bordeaux,
Caen, Le Mans, Lille, Lyon, Marseille, Nice, Orléans,
La Rochelle, Reims, Toulouse,
Tours et Varsovie.

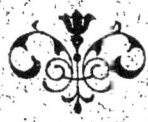

MACON

PROTAT FRÈRES, IMPRIMEURS

—

1897

DE QUELQUES PROGRÈS A RÉALISER

DANS

L'HYGIÈNE DES PENSIONNATS

DE QUELQUES PROGRÈS

A RÉALISER DANS

L'HYGIÈNE DES PENSIONNATS

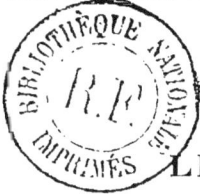

PAR

LE Dʳ GRELLETY

Médecin consultant à Vichy,
Ancien Secrétaire des Sociétés de Thérapeutique et d'Hydrologie,
Lauréat de l'Académie (médaille d'argent des eaux minérales),
Membre du Concours médical, de la Société française d'Hygiène,
Correspondant des Sociétés médicales d'Angers, Bordeaux,
Caen, Le Mans, Lille, Lyon, Marseille, Nice, Orléans,
La Rochelle, Reims, Toulouse,
Tours et Varsovie.

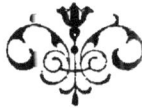

MACON
PROTAT FRÈRES, IMPRIMEURS
—
1897

DE QUELQUES PROGRÈS

A RÉALISER DANS

L'HYGIÈNE DES PENSIONNATS

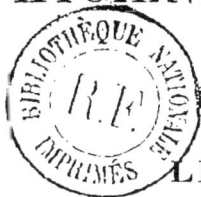

PAR

LE Dr GRELLETY

Médecin consultant à Vichy,
Ancien Secrétaire des Sociétés de Thérapeutique et d'Hydrologie,
Lauréat de l'Académie (médaille d'argent des eaux minérales),
Membre du Concours médical, de la Société française d'Hygiène,
Correspondant des Sociétés médicales d'Angers, Bordeaux,
Caen, Le Mans, Lille, Lyon, Marseille, Nice, Orléans,
La Rochelle, Reims, Toulouse,
Tours et Varsovie.

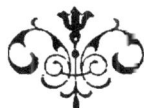

MACON
PROTAT FRÈRES, IMPRIMEURS

—

1897

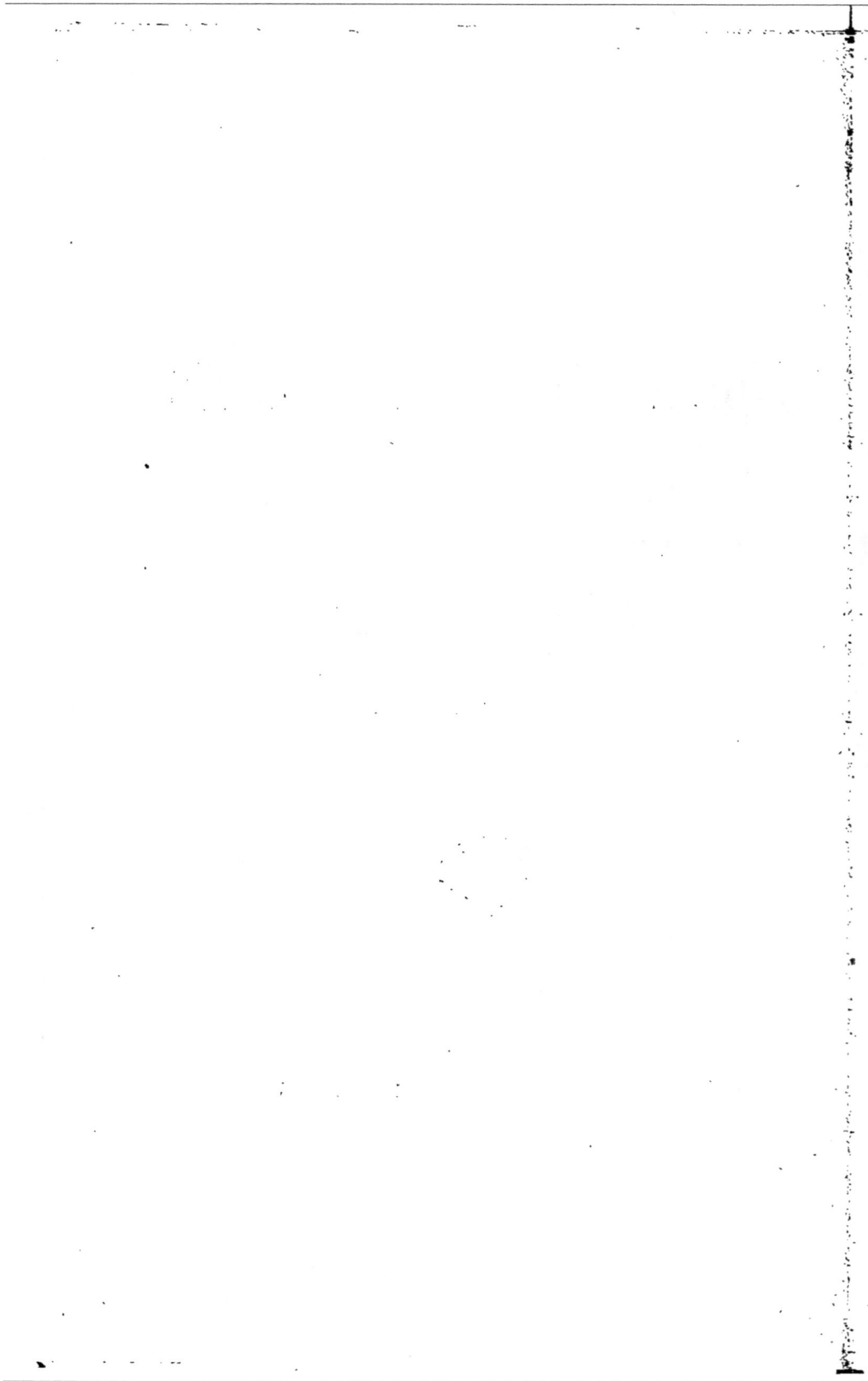

DE QUELQUES PROGRÈS A RÉALISER

DANS

L'HYGIÈNE DES PENSIONNATS

CONSIDÉRATIONS GÉNÉRALES

Fiat lux !

La jeunesse des deux sexes représente l'avenir de la France, l'avenir de la patrie ; on ne saurait trop veiller sur le développement physique et intellectuel de ces nouvelles générations, sur lesquelles reposent tant d'espérances. — C'est ce qui m'a décidé à écrire ces notes, à concentrer en un petit volume quelques-unes des idées que j'ai déjà défendues ailleurs, particulièrement à la Société française d'hygiène, afin de les vulgariser et de leur conquérir des adeptes, pour le plus grand bien de tous.

Je n'ai abordé que quelques-uns des problèmes

qui m'ont paru exiger une solution urgente ; il
y a une foule d'autres questions qui sont encore
à l'étude, ou qui ont été traitées magistralement
dans les ouvrages spéciaux par les hommes
éminents qui s'occupent d'hygiène scolaire.
— Il ne s'agit pas d'empiéter sur leurs attribu-
tions ni de faire double emploi. — Mon but,
fort modeste, est de rappeler aux chefs d'institutions ce qu'ils savent évidemment déjà, que tout
n'est pas pour le mieux dans leurs maisons
(lieux de souffrances, au pâle ennui, a dit Loti),
qu'il y a encore bien des progrès à réaliser. —
Il s'agit de les stimuler et de les entraîner le
plus vite possible dans la voie des améliorations.

La natalité ne cesse de diminuer et elle ira
toujours en décroissant (il n'y a pas d'illusions
à se faire sur ce point), tant que la fortune
publique sera menacée et accablée d'impôts,
tant qu'il n'y aura pas de sécurité complète
pour l'épargne et que tant de nuages sombres
seront accumulés à l'horizon.

Chacun est obligé de se restreindre, et c'est
fort coûteux d'élever un enfant, de subvenir à
ses besoins, depuis le jour où il vient au monde
jusqu'au moment où il a enfin conquis un gagne-

pain et peut se tirer d'affaire tout seul, sans avoir besoin de puiser dans l'escarcelle paternelle, qui n'est pas toujours bien garnie.

Quant aux filles, on ne peut plus les marier sans leur donner une forte dot, et le taux des pensions, avec les suppléments de toute nature, les arts d'agréments et les langues vivantes, ne cesse de monter. — L'État lui-même, qui pourrait être plus large, a majoré ses prix, surtout dans la capitale, et il faut s'imposer de sérieux sacrifices, lorsqu'on n'est pas millionnaire, pour faire instruire ses enfants dans une maison convenablement tenue et bien fréquentée. — C'est ce qui explique pourquoi tant de ménages parisiens ne souhaitent pas de rejetons et sont désolés lorsqu'ils en ont par surprise, sans le vouloir. Ah ! les économistes et les médecins ont beau leur prêcher la bonne doctrine, leur faire de la morale et leur parler de la fécondité des nuitées allemandes, c'est peine perdue ; ils s'adressent à des sourds qui ne veulent pas entendre et que rien ne décidera à renoncer à leurs petites habitudes de bien-être. On peut les traiter d'égoïstes, cela ne les touche guère et ils sont bien résolus à persévérer. — La brochure du trop fameux

Robin, de Cempuis, qui traite des moyens d'éviter les grandes familles, n'ajoutera rien à leur maestria d'escamotage.

Là Cornélie moderne n'apprécie que les joyaux de la rue de la Paix !

Donc, puisque la puériculture court le risque de rester dans le marasme, comme tant d'autres choses, raison de plus pour veiller, avec une sollicitude exceptionnelle, sur les chers moutards qui se risquent quand même à prendre notre succession.

Comme Musset, j'aime cet âge à la folie et je demande, avec l'auteur d'*une Bonne fortune*, qu'on les gâte tant que ça ne les gâtera pas ; c'est une façon de s'excuser auprès d'eux de leur avoir donné l'existence, qu'ils ne réclamaient pas, et qui peut-être n'est au fond qu'une faveur douteuse, malgré les belles pages de quelques rhéteurs, qui ont l'air d'être sincères, pour démontrer ce qui ne devrait pas avoir besoin d'être démontré, à savoir qu'il vaut mieux être que ne pas être, que la vie est préférable au néant.

Mais la meilleure façon de s'occuper d'eux est encore de prendre leurs intérêts en mains, dès l'âge le plus tendre. — Je voudrais voir généraliser la loi Roussel et la surveillance des nourrissons ; je voudrais que l'air fût moins parcimonieusement mesuré aux bébés de nos squares ; je voudrais qu'à défaut du classique nectar et de l'ambroisie de l'Olympe on leur serve partout de l'eau filtrée et du vin naturel, qu'ils puissent se laver et se baigner plus généreusement ; je voudrais bien d'autres choses encore, je voudrais surtout que les enfants eussent partout une place meilleure, à commencer par nos intérieurs, où on les dissimule dans des pièces défectueuses.

Qu'il me soit même permis d'ouvrir une parenthèse à ce sujet.

De grands perfectionnements ont été réalisés dans les constructions modernes. On peut reprocher à nos logis d'être exigus, de trop sacrifier à l'apparat ; mais l'air et la lumière y pénètrent généralement plus qu'autrefois. On a enfin compris que les Parisiens, anémiés, névropathiques, décimés par la phtisie, plus redoutable que la dynamite, avaient un pressant besoin de vivre dans une atmosphère salubre, aussi salubre du moins que peut le permettre l'agglomération excessive de notre capitale. — On a donc créé de larges ouvertures, de grandes baies vitrées, pour laisser entrer le soleil, afin que ce chimiste infatigable pût visiter les moindres recoins de nos demeures, y oxyder, y détruire la génération immonde des moisissures, aux senteurs fades, qui, dans l'obscurité, dressent leurs embûches contre la santé publique.

C'est une amélioration manifeste, que les narines de chacun peuvent apprécier, lorsqu'en quittant les larges avenues on pénètre dans certaines rues tortueuses et humides, dans certains perchoirs vermoulus, dont la sénilité suinte à travers les ais disjoints et craquelés.

Les artistes trouvent pittoresques et pleines d'imprévu ces vieilles bicoques ; mais elles sont mal éclairées et on ne parvient ni à meubler, ni à chauffer leurs vastes pièces. — L'hygiéniste, chasseur impitoyable des microbes pathogènes, a bien raison de redouter l'indéfinissable odeur de champignons et d'humanité, qui est l'arome caractéristique de ces logis antiques.

C'est parce qu'il connaît les moindres détours du sérail que le *delenda est* vient sur ses lèvres, avec la conviction d'un arrêt fortement motivé et sans appel.

Il y a des appartements sympathiques ou antipathiques, qui attirent, retiennent ou repoussent, comme les êtres qui les habitent ; il y en a qui échauffent ou glacent l'esprit, font parler ou se taire ; mais ceux que je dénonce donnent à chaque visiteur une envie irraisonnée de partir et non de rester.

Je suis donc pour le présent contre le passé, pour le progrès fin de siècle, qui, malgré des inconvénients que je n'ignore pas, représente cependant un pas en avant. C'est pour y aider, au risque de remplir le rôle de mouche du coche, que je me suis décidé à signaler aux architectes la part vraiment trop mesquine qui est faite aux nourrissons dans leurs prétendues bonbonnières, certainement fort coquettes à l'œil, mais dont l'intérieur n'est pas toujours en rapport avec la façade.

Même dans les quartiers riches, dans les beaux appartements, la chambre dite des enfants est reléguée à l'écart ; c'est la pièce sacrifiée. On dirait vraiment qu'il s'agit d'une quantité négligeable, et on ne se met nullement en frais pour ménager aux bébés un cube d'air respirable, en rapport avec les nécessités de leur développement.

Je reconnais que le ou les salons, la salle à manger, sont superbes ; partout où le public peut être reçu, on ne néglige rien pour donner aux étrangers une idée supérieure de l'esprit organisateur et du bon goût des maîtres de céans.

Et pendant que Madame parade et fait la roue, pour surexciter les basses jalousies ambiantes, les mioches sont relégués n'importe où, sur la cour, dont les émanations sont généralement suspectes et poussiéreuses.

— Je sais bien qu'on fait sortir le prince héritier chaque jour ; c'est un habitué du square voisin, où on n'entend que des rires, où on ne voit que des visages épanouis ; mais si sa chambre n'est pas saine, il perdra au retour, ou bien les jours de mauvais temps, lorsque la pluie et le froid le retiennent prisonnier, le bénéfice obtenu par ses pérégrinations habituelles.

— Il y a évidemment quelque chose à faire en faveur de la *nurserie* parisienne ; les mères les plus coquettes s'y prêteront, lorsqu'on leur en aura fait comprendre l'importance.

C'est avant tout en parvenant à diminuer la mortalité enfantine que nous arriverons à ne pas trop déchoir, et à reconquérir notre ancienne suprématie, malgré les sinistres événements et les appréhensions qui ont mis partout du chaos, de la détresse et de la nuit!

« Dans notre pays, écrivait dernièrement un journaliste, — dans notre pays, qui, depuis 1870, a tant de soldats de moins, — un petit garçon représente un soldat de plus. Il sera peut-être la balle décisive qui se trouve dans les plus grandes batailles. »

Et c'est pour cela que mon auteur souhaite qu'on fasse couler un peu moins d'encre et un peu plus de lait, que la plupart des femmes allaitent leurs enfants ; c'est pour cela qu'il s'extasie sur celles qui, au Luxembourg ou aux Tuileries, ont le radieux sans-gêne de leurs voisines, les statues de marbre, en donnant le sein à leur poupon.

Un enfant malingre, qui a tant besoin de *circumfusa* irréprochables, ne saurait se développer dans de bonnes conditions dans la plupart des chambrettes parisiennes, sortes de caveaux funéraires qui conviennent à la mort et non à la vie.

— C'est dans ce nid mesquin, dans ce réduit

déjà insuffisant, qui parfois n'a pas de cheminée, qu'on étend les linges et que les souillures inévitables du nouveau venu, qui ne connaît pas encore les usages du monde, doivent s'évaporer. Comment voulez-vous que l'infortuné puisse trouver de l'air respirable dans ce milieu délétère et qu'il parvienne à reposer d'un sommeil réparateur ?

— Il proteste à sa façon, bien entendu, par son agitation et par ses cris, et ceux-ci ne cessent que lorsqu'il est dehors, ce qui devrait être une leçon pour les parents. — Ils se demandent avec anxiété ce que ce jeune citoyen peut avoir pour troubler le voisinage de ses miaulements. — Ils ne comprennent pas que l'innocente victime, guidée par l'instinct de la conservation, demande, dans son langage, de l'espace, du jour, des rayons lumineux. — C'est à vous, Messieurs les Architectes, de satisfaire ses humides doléances qui sont plus dignes d'intérêt que la propagande par le fait. — Généralisez vos vitrages ; prenez un peu de place sur la part qui est faite à la pose, à l'ostentation, et l'équilibre désiré sera bien près d'être réalisé.

— Vous pouvez beaucoup pour faire aboutir la réforme, que je ne puis qu'indiquer à grands traits. — Lorsque vous en aurez tenu compte, nous fermerons plus facilement les yeux sur d'autres imperfections, ou plutôt non, nous vous demanderons encore de nouveaux efforts, et, comme vous êtes des pionniers d'avant-garde et d'initiative, je suis convaincu d'avance que vous marcherez avec nous, heureux de nous seconder dans notre tâche humanitaire pour empêcher cet autre massacre des innocents.

On a dit d'une façon désespérante que la société, comme l'Océan, conservera toujours son immense amertume. J'estime cependant qu'il est plus facile d'adoucir les mœurs, de remédier à la misère physiologique comme à la misère sociale, que de parvenir à édulcorer la mer. — Je pense surtout que le problème que je viens de poser n'est pas insoluble et qu'il sera possible, à l'avenir, avec un peu de bon vouloir, d'être moins parcimonieux d'air et de lumière en faveur des jeunes générations.

. . . .
. . . .

Un mot encore avant d'en finir avec ces préliminaires :

Chacun cherche le fameux secret du bonheur

et beaucoup se figurent l'avoir découvert. D'innombrables recettes ont été indiquées, pour mettre la main sur cet oiseau ironique et insaisissable ; mais combien peu parviennent à le prendre par les ailes !

On a bien de la peine, disait Mme du Deffant, à avoir du plaisir !

Malgré le découragement pessimiste de notre génération, j'estime cependant qu'on peut corriger la destinée et rendre moins terne la trame de l'existence.

Au point de vue moral, dont je ne m'occuperai pas, je serais volontiers porté à croire que, pour être heureux, il est nécessaire de faire des heureux autour de soi.

Au point de vue physique, qui me regarde plus particulièrement, loin de répéter le refrain de l'opérette : « là ous qu'il y a de l'hygiène, il n'y a pas de plaisir », j'estime au contraire que, sans hygiène, il n'y a pas de félicité véritable.

Sans elle, on expie toujours ses écarts, et les jours de fête carillonnée ont de cruels lendemains.

Un de nos grands physiologistes l'a dit depuis longtemps : « L'homme ne meurt pas, il se tue ! »

— C'est surtout vrai pour un grand nombre de nos compatriotes, fiévreux et agités, sans cesse en ébullition, qui courent à tous les mirages, qui vivent trop tôt et trop vite, qui épuisent prestement passions et plaisirs.

— Au fond, tous ces prétendus viveurs, qui font tout pour mourir plus tôt que les autres, ne sont nullement tourmentés par la curiosité de l'au-delà ; il ne demandent pas mieux que de prolonger leur séjour sur notre planète morose.

Il est donc permis de leur prêcher la tempérance, de les rappeler à la modération, pour les empêcher de s'effriter, de se neutraliser, avant les délais voulus par l'implacable nature.

On peut lutter contre elle ; il est possible d'enrayer dans une certaine mesure la marche du temps et l'usure de l'organisme. Par une hygiène bien entendue, en menant une vie régulière, on prévient la pire des vieillesses, qui n'est pas celle des cheveux blancs, mais celle de nos sens et de nos facultés. Ce ravage impitoyable annihile prématurément des hommes qui devraient être dans la plénitude de leurs moyens, couvre leur intelligence d'une sorte de nuage et frappe leurs membres d'impuissance.

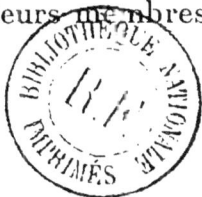

2

Voilà ce qu'il faudrait enseigner de bonne heure aux jeunes gens, surtout à ces fils de Parisiens, excessifs en tout, dont la chaudière est toujours sous pression. — Un petit cours par semaine, sur la matière, ne serait certainement pas superflu.

En les prévenant d'avance et à satiété, ceux au moins qui ont le souci de la conservation se décideront à laisser pousser leurs dents de sagesse, à économiser leurs forces et à emmagasiner de la santé.

En ayant raison de leur déraison, en étant pondérés en tout, ils ne reculeront pas devant le sillon à creuser, devant la tâche quotidienne, qui est certainement parfois pénible, mais qui est saine et procure les plus douces satisfactions, celles du devoir accompli.

L'HEURE DU LEVER

On sonne trop tôt matines, dans la plupart
des maisons d'éducation, et je suis convaincu
qu'il y aurait grand avantage à retarder le coup
de cloche du réveil, au moins pendant les trois
mois les plus rigoureux de l'année.

Bien des fois, durant ce pénible hiver, lorsque
la température laissait tant à désirer, je n'ai pu
m'empêcher de prendre en pitié les infortunés
pensionnaires, de l'un et de l'autre sexe, qu'un
règlement barbare obligeait à abandonner leur
oreiller, à cinq heures du matin.

Le bien-être que j'éprouvais à prolonger mon
séjour au lit, pendant que le givre dessinait de
capricieuses frondaisons sur le vitrage de ma
chambre, a souvent été gâté par la pensée que
des milliers de gamins, dont beaucoup sont malingres et délicats, avaient dû, depuis longtemps,
quitter leur bon dodo, pour s'escrimer, le cer-

veau encore engourdi, sur des devoirs plus ou moins arides, souvent même ineptes.

Aussi, je me suis promis de plaider leur cause et de chercher à éveiller en leur faveur des sentiments plus humains.

Je crains fort que, dans toute cette affaire, mes gentils protégés, dont nous voudrions tant faire de fortes générations d'hommes, sains de corps et d'esprit, ne soient victimes d'une question d'habitude, de forme, la fameuse forme si chère à tous les Brindoisons de notre démocratie.

Dans certaines maisons d'éducation, où l'on n'aime pas l'indépendance et les libres allures, quand on a prononcé le mot règlement, on a tout dit. Qu'il soit bon ou mauvais, logique ou détestable, bien pondéré ou antihygiénique au premier chef, peu importe, c'est le palladium intangible, c'est l'arche sainte à laquelle il ne faut pas porter atteinte.

On a toujours fait comme cela, brament les anciens; il n'y a pas de raisons de changer, et les oies pédagogiques continuent à patauger dans les mêmes ornières !

Voilà bien le Français, le peuple le plus entaché de fonctionnarisme et de bureaucratie du monde entier. — Oui, les fils de la grraaannde Révolution, qui ont toujours le mot de liberté à la bouche, n'aspirent qu'à être régentés, qu'à faire régulièrement la même besogne à heure fixe, qu'à s'éviter la peine de penser, d'avoir une idée, une initiative quelconque. — Je me figure parfois que l'idéal de certains Silvio-Pellico, administratifs et encyclopédiques, doit être que tout soit nivelé, uniformisé, qu'il n'y ait plus que des budgétivores et des ronds-de-cuir.

Si je fais une sortie contre l'esprit de routine, qui tend à nous annihiler de plus en plus, c'est que je suis convaincu, je le répète, qu'il ne s'agit que de cela dans la fatale habitude de prescrire la même heure pour le réveil, quelles que soient la saison et la température.

Il ferait beau voir que dans nos intérieurs on voulût imposer une règle semblable à nos serviteurs; vous voyez d'ici l'indignation des gens de maison, des Lisette et des Lafleur de la bourgeoisie.

C'est une habitude monacale que l'esprit de mortification a dû conseiller, et les supérieurs ou supérieures de communautés peuvent avoir des raisons d'ascétisme, de moralité, pour la maintenir ; mais mes petits amis ne portent ni le froc, ni la cornette, et il était véritablement malséant de leur sonner la Diane à cinq heures, lorsque le thermomètre marquait 10° au-dessous de zéro.

— Ils ne sont pas adultes et ont plus besoin de ménagements que des larbins ventripotents, bien bardés de tissu adipeux.

Quel travail profitable pouvait-on faire, dans ces conditions, alors que les esprits semblaient se figer comme les corps?

Il n'est pas étonnant que l'état sanitaire ait ensuite laissé fortement à désirer, et qu'on ait eu à renvoyer beaucoup d'élèves dans leur famille, des grands comme des petits.

Heureusement, il n'y a pas eu de nombreux décès, comme dans certains corps d'armée, où des chefs bien imprudents ont continué à faire évoluer les conscrits, comme si de rien n'était, comme si le ciel n'avait pas été implacablement meurtrier.

Si tous ne mouraient pas, beaucoup étaient frappés ! — Ils méritaient pourtant non moins de sollicitude que les habitants à quatre pattes du Jardin des Plantes, pour lesquels on a eu des égards exceptionnels.

Toute outrance de rudesse envers des enfants est répréhensible, et ne peut porter que de mauvais fruits. Si un chef militaire, investi de droits qu'il doit payer en exemple, a le devoir d'être pitoyable pour ses subordonnés, tout en étant dur pour sa propre personne, de les ménager sans s'épargner lui-même, à plus forte raison doit-il en être ainsi pour des chefs d'institution, pour des professeurs, qui, lorsqu'ils ne sont pas investis d'un caractère religieux, ont au moins une sorte de charge paternelle et remplacent la famille absente.

Dans l'un comme dans l'autre cas, une sévérité systématique, un rigorisme irréductible, tuent au cœur de l'enfant et de l'inférieur l'instinct d'affectivité, les habituent à voir dans leur maître ou dans leur chef toute autre chose qu'un ami.

S'il est bon parfois de se faire craindre, d'en imposer à de jeunes esprits, fort disposés à s'émanciper, il est encore préférable d'être aimé, d'avoir une réputation de bonté. Les enfants le sentent fort bien et ils évitent à leur tour de faire de la peine à qui les protège affectueusement.

Une réforme urgente s'impose donc pour
l'avenir, même avec un hiver assez doux, et il
est à désirer que, dorénavant, les heures du
lever soient calculées d'après celui du soleil.
— Au mois de décembre et de janvier, la
cloche sinistre pourrait garder le silence même
jusqu'à sept heures. — Il serait facile de rattra-
per dans la soirée le temps perdu à l'aube. Il
n'y aurait qu'à retarder tous les exercices habi-
tuéls. Il est beaucoup moins dur de veiller que
d'être matinal et tous les enfants s'y prêteraient
avec joie.

Du reste, est-il bien raisonnable d'exiger la
même somme de travail, durant le printemps,
l'été et l'hiver? Dans ce dernier cas, les jour-
nées sont courtes, les jeux sont souvent impos-
sibles, la nutrition générale se fait moins bien,
on respire moins d'oxygène et on bénéficie
moins des bienfaits de la lumière solaire. —
Évidemment, l'économie est moins apte à se
dépenser, à produire, à emmagasiner du savoir.

Il y a vraiment lieu d'atténuer une partie des
maux dont pâtit la jeunesse studieuse.

Je demande grâce et pitié pour nos chéris des
deux sexes, arrachés tout chauds du nid fami-

lial, et condamnés sans qu'on les entende ou les consulte à sept ou huit ans de travaux forcés, dans de froides maisons, moitié bagne, moitié caserne, à l'époque même où ils auraient le plus besoin de libre expansion et de vie extérieure.

— Je ne puis me défendre d'une certaine émotion, à chaque nouvelle rentrée scolaire, lorsque je les vois regagner en pleurs la boîte, chargés de dictionnaires, de confiseries et de baisers.

Puisqu'on s'obstine, malgré toutes les protestations, à apprendre à nos fils des langues mortes, qu'on ne parle plus depuis des siècles et qui ne leur seront jamais vraiment utiles, que les maîtres chargés de cette lourde tâche y mettent au moins de la réserve, de la discrétion et du discernement. — Avec un emploi plus judicieux des heures consacrées à l'étude, on parviendra, j'en suis convaincu, à enrayer notre décadence plastique et morale.

En conséquence, on ne saurait prendre trop de précautions et il faut encourager tout ce qui peut relever notre niveau, aussi bien les mesures prises pour éviter l'éclosion et la propagation des maladies contagieuses, dans les écoles, que la prophylaxie bien plus difficile, qui consiste à atténuer la fâcheuse influence des conseils pernicieux et des mauvais exemples.

Je suis convaincu d'être l'interprète de la grande généralité des familles, qui ont parfaitement compris que la part plus large donnée aux exercices physiques et le gavage intensif des études, doivent avoir pour contrepoids un sommeil suffisamment réparateur. — Il faut que les jeunes cerveaux soient fréquemment mis au cran de repos; ils ne seront que plus aptes, ensuite, à fournir une bonne tâche, à bien assimiler les notions multiples qu'on leur inculque chaque jour.

On a déjà beaucoup fait pour rendre moins odieux le séjour des fabriques de bacheliers et de déclassés. Un bon vent de réformes souffle de ce côté ; j'espère donc être entendu et je promets par avance une popularité durable à l'administrateur bien inspiré qui ajoutera une entaille de plus au tronc malheureusement indéracinable de la routine !

LES PUNITIONS

La pitié publique a été vivement impression-
née par le martyre d'un pauvre bambin ; elle
devrait s'apitoyer aussi sur le sort des milliers
de petits Grégoires, qui sont détenus et torturés
aussi, quoique moins cruellement, dans les péni-
tenciers scolaires.

Dans un grand nombre d'établissements on
est trop prompt, beaucoup trop prompt à infli-
ger aux élèves des punitions et des arrêts. —
Pour une bêtise, moins que rien, parce qu'un
petit nerveux, à qui l'immobilité est bien
pénible, a bougé, a changé de position, parce
qu'il a eu une distraction et s'est trop préoccupé
du vol d'un moucheron, dont il a bien raison
d'envier l'indépendance et les zigzags capricieux,
on aggrave encore le poids de ses chaînes et on
le condamne au *carcere duro*. — J'entends, par
là qu'on le prive d'exercice, qu'on lui inflige la

copie de pensums stupides, qu'on le colle contre
le mur, pendant que ses camarades prennent
leurs ébats et que tout dans la nature invite à
se dépenser, à agir, à faire fonctionner ses
muscles : ah ! mon gaillard, les pieds te dé-
mangent, tu voudrais gambader et te griser de
lumière extérieure, d'air vif et de soleil ; eh
bien ! pour t'apprendre à prêter l'oreille aux
aspirations si naturelles qui t'attirent au dehors,
je vais te faire sentir le poids de ma férule
intransigeante. Il faut que tu apprennes à souf-
frir et à te contraindre comme moi. Chacun son
tour.

Si cette taquinerie barbare ne dicte pas absolument la conduite des surveillants, elle préside
plus ou moins et d'une façon inconsciente aux
impulsions des répétiteurs de l'Université,
presque tous aigris et prévenus contre la pro-
géniture bourgeoise, bien peu intéressante à
leurs yeux démocratiques (voir le journal *La
réforme universitaire*), aussi bien qu'aux réprimandes incessantes des jeunes ecclésiastiques
ou religieux de tout ordre, pour qui la soumission aveugle (*sicut cadaver*) est l'idéal, la per-
fection.

Je ne vois pas trop comment on peut conci-
lier le ton rogue et cassant de certains maîtres,
leurs exigences et leur manie de terroriser,
avec la déclaration solennelle d'un des directeurs
les plus autorisés et les plus sympathiques de
la jeunesse moderne. Je veux parler du R. P.
Didon, qui, dans plusieurs de ses discours (*La
culture de la volonté, — La jeunesse contem-
poraine, — L'homme d'action, — L'éducation
nationale française*), a démontré, avec son élo-
quence habituelle, la nécessité impérieuse, qui
s'impose à tous les éducateurs sérieux, de former
les jeunes *de façon qu'ils fassent figure dans
leur patrie* : « Il faut, dit-il, les gréer contre les
tempêtes, avant de les jeter dans l'océan tumul-
tueux de la vie nationale. »

L'éminent dominicain parle avec abondance
de l'ouvrier des temps nouveaux, de la nécessité
de l'émancipation individuelle, de l'initiative de
l'homme hors de tutelle, et, comme moi, il
condamne sans merci les instituteurs maladroits,
qui voudraient faire des élèves confiés à leurs
soins une chose passive et inerte, au moment
même où la raison s'éveille, où la volonté s'af-
firme, où l'activité rompt les lisières qu'il enve-

loppaient : « C'est alors, dit le R. P. Didon,
que l'éducateur, au lieu de s'effrayer et d'entra-
ver cette éclosion divine, doit entrer dans le
mouvement de la nature, qui est l'impulsion de
Dieu même ; c'est alors que, modifiant son action
propre, il doit devenir le conseiller de la raison,
le soutien de la volonté et délier lui-même les
bandelettes de l'enfant grandi. Loin d'arrêter
la raison dans ses premiers essais, il doit
l'exercer et la fortifier ; loin de comprimer la
volonté, il doit la pousser à vouloir ; loin de
craindre l'exubérance de l'activité, il doit en
provoquer les élans.

Pour faire éclore l'individualité, il faut aimer
l'adolescent, deviner ses énergies, l'encourager,
le croire meilleur qu'il n'est, avoir de lui une
opinion bienveillante, surbienveillante.

Le devoir de l'éducateur qui comprend son
époque est de soumettre les enfants confiés à sa
garde à un régime d'activité sans trêve : activité
physique, activité intellectuelle, activité morale,
activité sociale.

L'activité, l'activité toujours, et quand même :
voilà le mot d'ordre ; voilà le secret de développer la force d'agir, sans laquelle l'individu n'est
qu'un germe stérile.

Mais, Messieurs, en même temps que nous développons l'activité de l'homme et son initiative, notre devoir est de l'enhardir, de l'accoutumer à l'effort, de l'endurcir à la lutte ; car le milieu humain, aujourd'hui plus qu'autrefois, est livré à toutes les luttes et à tous les conflits. Jamais la concurrence, jamais la loi du combat pour la vie n'a été plus violente que dans notre monde d'individus émancipés.

C'est le vague pressentiment de la lutte prochaine, inévitable, et du péril lointain, qui détermine tant de jeunes hommes à entrer dans l'armée innombrable des fonctionnaires. »

Suit une peinture saisissante de ce fonctionnarisme intempérant, et trop convoité dans ce pays, où une multitude d'êtres jeunes perdent peu à peu le besoin, le goût, la vertu de l'initiative, et s'endorment dans une passivité, dans une obéissance aveugle, — l'idéal parfait du fonctionnaire.

« De là, la pénurie des hommes indépendants, actifs, entreprenants, avides de progrès, impatients de réformes, ennemis jurés de la routine, — cette ornière dans laquelle se traînent mollement les satisfaits, les égoïstes parvenus. De

là, encore, la disette des hommes de lutte, en ce
siècle et en ce pays, où la lutte étant l'état nor-
mal, jamais de tels hommes ne furent plus néces-
saires.

« Bon gré mal gré, nous sommes enveloppés
dans cette mêlée, et il importe de préparer des
natures guerrières qui, loin de se désintéresser
de la bataille, y prennent une part active et
sachent rester fermes au milieu de l'ouragan. »

On comprime ridiculement les esprits et les
corps dans la geôle des internats et on aggrave
au lieu de l'atténuer la géhenne de cette captivité.

Je vous demande un peu comment tant de
jeunes gens, qu'on a cherché à atrophier, chez
lesquels on a violemment refoulé toute velléité
d'indépendance, seraient aptes à aller de l'avant,
à être des individualités puissantes, à incarner
une idée, à battre la charge. — Au lieu d'encourager chez eux la robustesse et les chaudes
énergies, on agit comme si on voulait en faire
des êtres de second plan, des parias, à l'efface-
ment instinctif, des esprits vacillants, rassis et
tempérés prématurément, dont l'admiration est
acquise d'avance aux sages indécisions, aux
demi-mesures, à la perpétuelle imprécision.

Il n'y a plus à s'étonner après cela qu'il y ait tant de larves endormies dans nos administrations, que des milliers de primitifs qui n'aspirent qu'à émarger au budget soient toujours prêts à écrire l'histoire et jamais à l'imposer.

Ils se gardent bien de faire preuve de hardiesse, en tentant quelque chose pour diriger les forces sociales vers un avenir meilleur. Ils aimeraient mieux risquer machine en arrière plutôt que de s'exposer à porter atteinte à leur petite sinécure, parfaitement inutile dans la plupart des cas, plutôt que de troubler les rêves de repos sans fin qui, par suite de leur éducation première, se sont définitivement insinués dans le désert plat et sans perspective de leur cerveau !

N'allez pas m'accuser au moins d'enfler la voix et d'aligner des verbes sonores, pour le plaisir de faire des phrases et de déclamer? — Il n'y a aucune disproportion entre l'existence parasitaire, rétrograde, de ces enrégimentés et les enseignements de leur jeunesse ; les fruits sont dignes de l'arbre qui les a portés. — Il y aurait moins de colonnes dorsales d'une flexibilité révoltante, moins de solliciteurs obséquieux, si, dès l'enfance, les jeunes gens étaient moins garottés, moins comprimés, si on ne leur faisait pas un mérite de la soumission excessive, de tout ce qui est contraire à leur intérêt propre et à celui plus relevé de leur patrie.

Ceci me rappelle l'amusante discussion qui a lieu entre maître Mouche, notaire, et Sylvestre Bonnard. Ce dernier, qui ne fait qu'exprimer les idées d'Anatole France, blâme énergiquement les régents qui font étalage d'une autorité violente, incertaine et tracassière ; il veut qu'on ne punisse que dans les cas de nécessité extrême et non avec une puérilité dégoûtante, et qu'on accorde autant de liberté d'esprit et de corps que possible. — Comme le tabellion lui fait remarquer qu'on n'est pas sur la terre pour s'amuser et faire ses quatre cents volontés : « On est sur la terre, répond-il vivement, pour se plaire dans le beau et dans le bien, et pour faire ses quatre cents volontés, quand elles sont nobles, spirituelles et généreuses. Une éducation qui n'exerce pas les volontés est une éducation qui déprave les âmes. Il faut que l'instituteur enseigne à vouloir.

..... L'art d'enseigner n'est que l'art d'éveiller la curiosité des jeunes âmes pour la satisfaire ensuite, et la curiosité n'est vive et saine que dans les esprits heureux. Les connaissances qu'on entonne de force dans les intelligences les bouchent et les étouffent. Pour digérer le savoir, il faut l'avoir avalé avec appétit. »

J'ai tenu à me prononcer très catégoriquement contre l'abus des punitions, des remontrances, contre tout ce qui peut contribuer à déviriliser l'enfant, le faire douter de lui, lui enlever la moindre parcelle de son indépendance, qu'il faudrait au contraire lui faire envisager comme un don inappréciable, que tous les trésors de feu Sardanapale ne pourraient compenser.

La contrainte physique, les attitudes penchées, les bras croisés sur la poitrine, me paraissent également mériter un blâme. Tout ce qui peut comprimer le thorax, empêcher le libre jeu du poumon, me semble répréhensible au premier chef.

Que des moines, que des religieux, dont le squelette a subi son développement définitif, puissent supporter sans trop d'inconvénients certaines poses antihygiéniques, s'immobiliser pendant des heures, soit ; mais ce que je trouve peu acceptable pour des adultes me paraît déplacé pour des êtres ultra-mobiles, pour lesquels la stabilité longtemps prolongée est un véritable supplice. A ce point de vue, on ne saurait trop préconiser le système des travaux alternés, tantôt assis, tantôt debout, avec des tables mobiles, impersonnelles, que les élèves peuvent eux-mêmes fixer à leur taille, avec un appareil d'élévation facultative.

Je sais bien par quels grands mots on va me confondre : la règle, — le règlement, — l'ordre, — la discipline..... Oui, c'est entendu, Messieurs les Pions, il en faut, mais pas trop n'en faut. Cachez votre martinet, ayez un air moins patibulaire, moins grognon ; ne punissez pas à tort et à travers, au gré de vos nerfs et d'après les variations du baromètre... Vous serez bien plus appréciés et on vous aimera davantage, si votre cœur est accessible à la pitié.

Un journaliste a écrit ce qui suit, avec une ironie qui est beaucoup moins paradoxale qu'elle ne le paraît au premier abord :

« Pourquoi cherche-t-on à acquérir de l'autorité? Évidemment pour en abuser. Enlevez à un haut fonctionnaire, en le condamnant à être juste, le pouvoir d'ennuyer ses subordonnés, et vous le priverez d'une des plus belles satisfactions que l'âme humaine puisse éprouver. Vous détruisez le principal mobile de l'ambition administrative et vous troublez dans ses glorieuses habitudes le pays du monde qui sait le mieux obéir à ses chefs. »

Bien des maîtres s'autorisent de leur despotisme, dissimulé sous l'arbitraire des règlements, pour en agir de même avec leurs petits subordonnés. Évidemment, il y en a qui doivent éprouver une âcre volupté à faire trembler autour d'eux. C'est même un assez mauvais exemple qu'ils donnent, et il est à craindre que cette rudesse ne trouve des imitateurs.

En 1892, au congrès pour l'avancement des sciences, M. Rousselot, agrégé de l'Université, s'est élevé comme moi contre l'abus des réprimandes et des menaces, tout en restant partisan de punitions modérées : « L'enfant, dit-il, a vite fait de distinguer le commandement ferme de l'obligation sentimentale qui ne l'engage point. En conséquence, les parents (comme les maîtres) doivent veiller attentivement à ce que leurs ordres soient précis et qu'une sanction immédiate atteigne toujours le délinquant, sans qu'il y ait lieu de faire grand tapage en exhalant par des éclats de voix, reproches et grandes phrases, une colère inutile. Une répression trop sévère pour une peccadille découragera le patient, de même qu'une bienveillance exagérée dans les cas graves sera dangereuse pour l'autorité. »

Est-ce que dans nos intérieurs, on est tout le temps à vitupérer, à gronder ? — L'autorité paternelle s'exerce cependant, mais sans heurt, sans injustice, et le résultat est tout aussi favorable que celui obtenu par les mercenaires et le père fouettard.

Faisons la part du feu, je veux dire des claques, dans le sens figuré du mot; les collectivités, les agglomérations exigent une direction plus ou moins stricte. D'autre part, il y a des natures réfractaires aux bons conseils, à la douceur, qui ne cèdent que devant la force. — Il peut y avoir urgence à se montrer un peu plus sévère pour ces tempéraments et encore je n'en suis pas bien sûr; je suis hanté par le souvenir du dicton populaire qui prétend qu'on prend plus de mouches avec un peu de miel qu'avec beaucoup de vinaigre. — On finit toujours par récolter ce qu'on a semé; le terrain peut être ingrat, peu fertile, au début, mais s'il est bien fécondé, il finit tôt ou tard par produire sa moisson.

Ce ne sont pas, du reste, les professeurs blanchis sous le harnais qui se montrent le plus exigeants. L'expérience leur a appris à faire des concessions, à défaut de la bonté, de la douceur. — Ce sont les débutants, tout fiers de leur jeune savoir et de leurs diplômes récents, laborieusement conquis, qui veulent en imposer à leurs pupilles et se faire craindre. Ah! ils sont sans pitié pour les imprudents qui ont laissé tomber quelques miettes scientifiques, sans les ramasser, ou dont le ton n'est pas toujours la déférence même. — Leur vanité ne saurait s'accommoder du moindre manquement et ils savent bien le faire sentir.

Je suppose qu'assagis par l'âge, ils doivent regretter plus tard d'avoir tyrannisé des mineurs irresponsables et semé dans leur cœur des leçons de révolte et d'indignation.

Beaucoup d'élèves que l'on traque, que l'on qualifie grossièrement de crétins, de cancres, de ramollots, parce qu'ils sont difficiles à captiver et ne suivent leur classe que difficilement, se rattrapent plus tard, lorsque leur croissance a subi son cours et que leur nutrition générale laisse moins à désirer.

Avec la hâte qu'on a d'en finir, avec la nécessité qui s'impose de conquérir de bonne heure son bachot, pour pouvoir entrer dans les grandes écoles, il y a des constitutions qui ne sont pas assez solides pour supporter le gavage et la discipline scolaires. — C'est si vrai, qu'il suffit de retirer momentanément de pension ces adolescents débiles, de les réconforter, de les mettre au vert, pour que leurs défaillances cessent, pour qu'ils deviennent aptes à marcher dans les premiers rangs. — On est tout étonné de découvrir les énergies latentes qui sommeillaient au fond de leur intelligence ; la vilaine chrysalide se transforme en brillant papillon, plein de sève et d'éclat.

Dans le milieu plus ouaté, plus confortable, moins déprimant de la famille, ils se développent plus facilement dans le sens de leurs aptitudes, et s'assimilent mieux les éléments multiples de l'enseignement. Le travail devient plus facile ; on gagne ainsi énormément de temps et il devient possible d'accorder une plus large place au repos, à l'hygiène, aux exercices physiques.

C'est pour cela que je voudrais tant voir se généraliser en France, à des prix abordables, le système qui donne de si bons résultats à l'étranger, du groupement en petit nombre des élèves, sous la direction d'un maître expérimenté, ayant un intérieur et même des enfants, car les célibataires sont moins disposés à la bienveillance; ils connaissent moins bien les côtés faibles des moutards et la façon de les mener, sans qu'ils sentent le joug.

A ceux qui regrettent les rigueurs d'autrefois, qui prétendent qu'en étant bon pour nos rejetons, on ne leur forme pas le caractère, on ne les aguerrit pas en vue des luttes futures, on leur donne une idée fausse de la vie, je me contenterai de chantonner les couplets de Massenet:

> ..... Soyez-leur indulgents.
> Pour eux, jamais de front sévère.
> Les chérubins ont bien le temps
> De connaître notre misère!

Oh! oui, ils ont bien le temps et nous ne saurions trop détourner les cailloux et les épines de leur route; ils s'y blesseront bien assez tôt. C'est tout autant de gagné sur l'ennemi, c'est-à-dire sur l'avenir, qui leur tient en réserve plus de déboires que de félicités.

Vous les voulez parfaits, irréprochables, dès l'âge le plus tendre; c'est irrationnel. Il faut au contraire qu'il y ait à émonder, à redresser, chez eux. Je me défie instinctivement des perfections hâtives; c'est maladif et contre nature. — Les candidats aux prix Monthyon acquièrent leur maximum du premier coup et ne montent plus; ils restent dans une honnête moyenne en tout et ne font jamais hausser l'étayage de l'esprit humain.

Je me résume en concluant que, d'une façon générale, même dans des pensionnats fort recommandables, on a la main trop lourde; on n'est pas assez paternel, l'autorité s'y amoindrit en étant souvent tatillonne, agressive, exigeante, parfois même injuste.

C'est mal connaître l'enfant que de le croire inaccessible à de bons conseils, à des admonestations répétées, où, sans le violenter et l'humilier, on lui fait comprendre les mauvais côtés de son inconduite, on fait appel à son amour-propre, à sa dignité. Patientez, au lieu de vous emporter, et vous serez surpris des résultats que vous obtiendrez à la longue. — S'il se sent condamné sans merci, il s'abandonne avec plus ou moins de résignation et finit même par se blaser sur les punitions, par se complaire dans sa croupissante inertie. — Dans sa déchéance, il abdique jusqu'à la volonté du relèvement. — Il en prend tristement son parti en maugréant contre ses maîtres qu'il arrive à détester, contre lesquels il cherche sournoisement à se venger, tandis qu'il s'attache au contraire à ceux qui le ménagent, qui l'encouragent, le secondent, qui s'attristent sans doute de ses faiblesses, mais sans le maudire, sans désespérer complètement de lui.

Et ils ont bien raison, car bien dirigé, il finit par écouter son Mentor, et un beau jour il renonce à s'égarer dans les sentiers mal frayés de l'école buissonnière, pour suivre la ligne droite, plus saine et plus riante !

DU SILENCE PENDANT LES REPAS

Je suis l'adversaire résolu de cette habitude, acceptée encore à peu près partout, et dont l'influence pernicieuse sur la digestion à venir est pourtant de toute évidence.

Comme je n'ai encore obtenu que de maigres acquiescements, je me décide à adresser un nouvel appel au bon sens public ; je ne puis pas me résoudre à me laver les mains avec indifférence, comme Pilate, devant cette tradition surannée : j'y reviendrai jusqu'à la consommation de... mon encre, jusqu'à ce que j'aie obtenu gain de cause. *Donec optata veniant rigabo !*

Puisse ce nouveau son de cloche réveiller l'opinion et créer une agitation salutaire !

Une révolution à ce sujet est absolument nécessaire ; elle s'impose au monde universitaire, le *Monde où l'on ennuie*, surtout aux directeurs... économes, qui ont à redouter les

critiques de ceux à qui ils servent des brouets,
que je n'ose qualifier de spartiates, car ils rappellent plutôt la cuisine des Borgia.

Une causerie vive et animée serait apte à
donner le change sur le menu.

Je sais bien que de dix à vingt ans on préfère
une feuille de laurier-sauce, avec son entourage
bien entendu, à tous les lauriers classiques
d'Apollon et des neuf sœurs ; on sacrifierait
volontiers Homère et Virgile à un plat de len-
tilles, à la façon d'Esaü ; les estomacs sont assez
complaisants pour ne pas s'insurger, même
devant des haricots rouges, bi ou tri-hebdoma-
daires ; mais, de grâce, qu'on les assaisonne
au moins de saine gaieté. C'est indispensable !

Non seulement on néglige cette diplomatie
prudente, en laissant ces infortunés collégiens
en face de la réalité ; mais encore on leur impose
une lecture aussi indigeste que leur repas. Le
récit monotone d'un lecteur inhabile vient, à
l'instar d'une dissonance, mêler son air de com-
plainte aux joyeux cliquetis des fourchettes et
des mâchoires, comme pour en comprimer les
élans. C'est vraiment trop présumer de la tolé-
rance de mes jeunes amis que de les croire
capables de digérer les deux choses à la fois.

Il faut renoncer à les gaver de la sorte, comme de vulgaires volatiles !

Pendant mes dernières années d'étude, j'ai entendu ânonner, dans les mêmes circonstances, la plupart des volumes de feu M. Thiers, sur l'histoire de France et la Révolution française.

J'en demande pardon à la mémoire du grand patriote, mais je me préoccupais beaucoup plus, à ce moment, de ce qui passait par ma bouche que de ce qui aurait dû entrer par mes oreilles. Sans doute le futur hygiéniste se révélait déjà en moi, par cette première protestation.

Que celui qui a toujours prêté avec soin une oreille ou deux me jette la première pierre.

Nous n'écoutions donc pas, jadis ; il est probable que nos successeurs sur les bancs peu moelleux que vous savez ont continué à marcher sur nos traces. Pourquoi, s'il en est ainsi, leur imposer le supplice d'une lecture faite sans goût et même sans choix, au moment où leur esprit a le plus besoin d'être distendu et de se reposer ?

Le repas devrait être le commencement de la récréation, surtout pour les bons élèves, pour ceux qui travaillent avec ardeur, non pas comme quatre, car il ne faut rien exagérer, mais comme un, ce qui est déjà bien méritoire. Il perdrait ainsi ce qu'il a de répugnant et nos petits hommes s'habitueraient à savoir manger.

Connaissez-vous un spectacle moins intéres_ sant que celui d'un grand potache, maigre comme un vendredi, qui, les jours de congé, se rue littéralement sur les aliments et fait disparaître le contenu de son assiette, avant même qu'on ait eu le temps de servir ses voisins ? Il ne sait pas manger, le malheureux, on ne lui a appris qu'à déglutir. Il ne sait pas mettre un intervalle rationnel entre chaque bouchée, intercaler quelques réflexions ou rendre quelque service, puisqu'on lui fait un mérite, au *bahut*, de manger bestialement, sans s'occuper de ceux qui l'entourent, sans proférer un mot.

Ma cause se recommande d'elle-même, sans qu'il soit nécessaire de faire preuve d'érudition et de citer tous les auteurs qui condamnent la précipitation dans les repas, et prescrivent l'éloignement de toute contention d'esprit, capable de réagir d'une façon fâcheuse sur le fonctionnement de l'estomac, le plus tyrannique de nos viscères.

Une longue et soporifique citation est inutile.

Les personnes étrangères à la médecine savent elles-mêmes que les aliments doivent être lentement broyés et lentement imprégnés de sucs digestifs. Elles n'ignorent pas non plus que le bol alimentaire, s'il est insuffisamment élaboré, s'il chemine sous une forme trop grossière, exigera un surcroît de travail pour être digéré. Il pourra même agir comme un corps étranger. Nombre de dyspepsies n'ont pas d'autre point de départ. La dilatation de l'estomac, qui est aujourd'hui si à la mode, peut dériver à la longue de la réplétion habituellement immodérée et trop rapide de cet organe.

Le mal étant connu, le remède à lui opposer est tout indiqué ; il faut se hâter de faire la contrepartie de ce qui précède, accorder à tout le monde, surveillants et surveillés, le temps voulu pour réparer leurs forces, d'une façon rationnelle et profitable.

On s'accorde généralement aujourd'hui à reconnaître qu'il y a avantage à ne pas trop surmener les facultés des jeunes gens, pour éviter la nausée cérébrale, à couper fréquemment leurs études, de façon à permettre à leur intelligence

4

de reprendre ensuite son essor avec plus de vivacité.

On a reconnu le danger de ces cultures intensives où, sous prétexte d'armer brillamment nos héritiers pour le combat de la vie, chaque jour plus âpre et plus acharné, « on les fait s'épuiser à des luttes prématurées et factices, qui leur laissent à peine la force d'arriver sur le champ de bataille, où ils tomberont au premier coup. »

Dans leur manuel d'hygiène scolaire, MM. Dubrisay et Yvon soutiennent la même thèse :

« Avant de faire de l'enfant un être instruit, disent-ils, il faut en faire un être bien portant et vigoureux. Pour arriver à ce résultat, il faut sans cesse réclamer, au nom de l'hygiène, que, dans la vie scolaire, il soit fait une large part aux exercices physiques.

« L'enfant le plus studieux, une fois la classe terminée, éprouve un besoin impérieux de courir, de manifester au dehors sa vitalité, qui a été comprimée par la discipline. Ce besoin naturel doit trouver satisfaction dans des récréations suffisamment renouvelées. »

M. Lagneau, pour évaluer l'influence nocive

de nos modes d'éducation sur le développement physique de nos jeunes hommes, a prouvé, chiffres en mains, que l'aptitude militaire des jeunes gens instruits, surmenés en vue des examens, était inférieure de près d'un tiers à celle des jeunes gens en général.

Selon M. Em. Martin, ancien médecin de l'École polytechnique, nombre de concurrents à cette école meurent de 25 à 35 ans.

M. Deard, des États-Unis, M. Charcot, M. Henrot, ont insisté sur la fréquence de la névrosthénie, de l'épuisement nerveux, du ramollissement cérébral précoce et de la phtisie, chez les plus brillants élèves des écoles, qui, malgré leurs succès, trop souvent dans la suite sont loin de se montrer supérieurs à leurs anciens condisciples.

Après ces considérations, je me crois particulièrement autorisé à demander qu'on ajoute aux haltes régulières des études le temps si court consacré aux repas. — Pourquoi ne pas égayer les salles à manger, empoisonnées d'odeur de vaisselle, des Mazas universitaires, « cette vraye geaule de jeunesse captive, » comme dit Montaigne? — Ce serait une bonne

mesure à tous les points de vue, et je demande
à ceux qui me liront de l'appuyer et de la faire
triompher.

Mais ce ne sera pas tenable, me dit-on, ce
sera un bruit assourdissant. — L'objection est
de mince importance ; on s'y fera, si c'est nécessaire. — On crie, en effet, les jours de fêtes où
il est exceptionnellement permis de parler ;
mais il n'en serait plus de même, si les langues
étaient journellement déliées. Il y a des récréations qui sont très calmes, et, lorsqu'elles sont
trop bruyantes, les surveillants calment d'un
mot ou d'un signe les juvéniles ardeurs. Il en
serait de même au réfectoire, à plus forte raison.

Laissez donc mes espiègles s'abandonner à
leur expansion carillonnante et de bon augure.

Un pensionnat où l'on ne rit pas, où l'on ne
joue pas, m'a toujours fait suspecter la pru-
dence du régime moral auquel il est soumis. —
C'est peut-être le secret de la supériorité de certains établissements, où les directeurs mettent
tout en œuvre pour distraire leurs élèves, et
prennent eux-mêmes part à leurs jeux, avec un
entrain et une bienveillance qui n'ont jamais
fait tort à la discipline.

L'exemple de la gaieté, de l'abandon, est facilement communicatif chez nos enfants ; il est bon de leur inculquer de bonne heure de saines habitudes hygiéniques et de leur apprendre à remplir les devoirs de sociabilité qu'impose la vie en commun.

L'égoïsme est inexilable, soit ; mais qu'on le voile du moins sous des formes aimables !

L'Université, à mon avis, ne ressemble pas assez à l'*alma parens* de M. Bouguereau. — Cette dernière est peut-être un peu grave d'allure ; mais, du moins, elle laisse grimper toute une bande de marmots sur ses genoux, et ses beaux bras entr'ouverts font involontairement songer à un nid bien duveté, tout capitonné de tendresse. Il n'en est certainement pas de même au lycée ; l'absence de la famille s'y fait vivement sentir ; on n'y joue pas, surtout chez les grands, qui en auraient le plus besoin. On n'y connaît pas ce bon rire innocent, qui laisse à l'esprit sa lucidité et permet, le soir, de reposer son front sur un oreiller bourré de rêves honnêtes.

Cela m'entraîne à m'éloigner de mon point de départ ; mais j'ouvre volontiers cette parenthèse, dans l'intérêt de mes protégés, afin de dénoncer

le désœuvrement physique comme une porte
ouverte à la corruption.

On ne saurait trop veiller sur la limpidité
aurorale de cette matinée adorable de l'homme,
comme l'appelle Victor Hugo. En songeant aux
avenirs brisés par des passions hâtives, par une
dépravation précoce, on est forcé de bénir le
frein moral, religieux ou autre, qui retient les
adolescents sur cette pente glissante.

« Ces chastes années, écrit Sainte-Beuve,
sont comme une solide épargne amassée sans
labeur et prélevée sur la corruption de la vie.
Des goût réglés, la frugalité d'imagination, une
saine discipline, sont à peine suffisants pour
contre-balancer le vice qui gagne peu à peu, par
mille détours et sous de perfides dissimula-
tions. »

Bien des avenirs ont été flétris dans leur
fleur, qui auraient pu être sauvés par une direction et une vigilance vraiment paternelles.

En indiquant un bon exemple à suivre, je
n'ai pas l'intention d'établir un parallèle entre
tel ou tel établissement. Il y a du bon et du
mauvais, des avantages et des inconvénients,
aussi bien dans les maisons libres d'enseigne-

ment que dans celles qui sont au coin du quai,
au soleil officiel. — Mon but est de faire aboutir un progrès que je considère comme très dési-
rable, dans tous les pensionnats indistinctement ;
les parents se chargeront d'opter et de donner
la pomme à ceux où l'on fait marcher de front
l'hygiène physique et l'hygiène morale.

En terminant, je me sens pris d'un scrupule ;
je crains qu'on me reproche d'avoir traité sur un
mode peut-être un peu léger un sujet qui, sans
doute, n'a rien de bien grave en soi, mais qui
pourtant a son importance. Il n'y a pas de petites
choses, ni de choses indifférentes, en fin de
compte, quand il s'agit de l'hygiène infan-
tile. Mais j'ai pensé qu'il valait mieux pré-
senter d'une façon souriante le placet de mes
protégés. De la sorte, si quelque haut person-
nage du ministère de l'Instruction publique
y jette les yeux, il aura un avant-goût de la joie
bruyante qu'il pourrait provoquer en mettant
fin au silence glacial, qui est de mise dans un
couvent, mais non dans une institution scolaire.

DE LA PROPRETÉ CORPORELLE

On a peine à comprendre qu'il puisse encore exister des institutions où règne l'incurie la plus complète pour tout ce qui concerne les soins méticuleux de propreté, et la toilette intime du corps, où on se contente du strict nécessaire, lorsqu'il s'agit d'ablutions, de purifications complètes. Par un sentiment de pudeur ridiculement exagéré, il y a certaines régions, dites honteuses, dont on évite avec soin de s'occuper et qui ne subissent qu'exceptionnellement le contact de l'eau et de l'éponge.

Dans certains couvents de femmes, cette réserve dépasse tout ce qu'on peut imaginer, et il y a des jeunes filles qui ne se nettoient jamais, ou que les jours de sortie, lorsqu'elles ont des mères assez soigneuses, ce qui est rare, au moins dans le Midi, pour veiller sur ces détails pourtant si importants.

Je parle toujours de la province, car à Paris et dans certains grands centres, les idées hygiéniques ont fait leur trouée, et la *petite toilette* y est d'un usage fréquent, sinon journalier.

Et il n'en résulte aucun inconvénient ; bien au contraire !

On supprime même de la sorte bien des causes d'irritations, de démangeaisons, qui souvent sont le point de départ de funestes habitudes.

Je parle de tout ceci en père de famille, soucieux de voir les siens indemnes de toute tare physique et morale, bien sains, bien vivants, bien équilibrés. On ne devrait plus avoir besoin d'insister longuement, pour démontrer les avantages de la propreté, pour recommander le tub et les baignades aux jeunes organismes, dont l'épiderme a tout particulièrement besoin de fonctionner en pleine liberté.

Or, l'eau est distribuée avec une parcimonie incroyable dans le plus grand nombre des pensionnats. On ne donne à l'élève qu'une serviette, rarement deux par semaine, et c'est avec ce petit torchon bientôt maculé, ou qui n'a pas le temps de sécher durant l'hiver, et avec une cuvette microscopique, ou un robinet avare, qu'on voudrait qu'il puisse se tirer d'affaire, se mettre dans les conditions d'un bon fonctionnement cutané.

Mais c'est impossible et il serait prudent d'aviser sans retard.

Le Conseil municipal de Paris a voté récemment une somme de 250.000 francs, pour la création de piscines scolaires. — Tout est à peu près à faire, chez nous, à ce point de vue, tandis que la balnéation des enfants des écoles, soit sous forme de bains-douches, soit en bain natatoire, a pris une extension des plus heureuses à l'étranger, spécialement en Allemagne, à Londres, Liverpool, Bruxelles, Liége, Anvers, Vienne et Budapest. Cette dernière ville est tout particulièrement favorisée. Ses établissements balnéaires couvrent une superficie de plus de 14 hectares, et délivrent chaque année une moyenne de près de 3 millions de billets (7.000 par jour en hiver, 19.000 en été). — Au bain Impérial, 1.000 personnes peuvent se baigner à la fois; certains jours, le bain reçoit jusqu'à 3.000 baigneurs.

Ces institutions répondent à un besoin réel, et on ne saurait trop approuver les municipalités qui l'ont compris. C'est ainsi que Lille, Armentières, Douai, Roubaix, Valenciennes, Tourcoing, Épinal, etc., sont déjà munies de piscines de natation.

Ces établissements sont plus spécialement destinés au gros public, aux ouvriers, aux enfants du peuple. Les Éliacins de la bourgeoisie ne les fréquentent que rarement. Raison de plus pour y suppléer autrement.

Je voudrais bien que les papas et les mamans passent quelquefois la revue de leurs rejetons, des pieds à la tête, ce que les médecins sont obligés de faire par nécessité professionnelle, dans bien des cas ; ils seraient écœurés, malgré leur indulgence pour leur Benjamin, par la crasse qui recouvre ses genoux et ses pieds, devenus une chose innommable et inavouable. On est trop disposé à sourire devant les ongles en deuil des potaches, devant les taches d'encre qui maculent leurs mains et leurs vêtements. Si on leur apprenait de bonne heure à se respecter davantage, à être plus soucieux de leur petite personne, on leur rendrait un grand service, non seulement pour leur santé, mais encore pour leur correction morale, car la peur des taches physiques précède souvent celles d'un ordre plus relevé.

Ma constatation tendrait à justifier la boutade d'un célibataire endurci, qui a prétendu que l'enfance n'est poétique que pour les parents : « Pour les autres, ce sont des nez malpropres, des pattes sales, et des cris aigus. L'instinct commence à peine à se faire jour ; on sent poindre ce que l'enfant sera plus tard : une pelote délicate, nerveuse et vaniteuse. »

On est beaucoup moins pudibond, chez nos voisins, et on n'y redoute nullement les baignades en commun. Dans les prytanées des environs de Londres, la natation, l'hydrothérapie, font en quelque sorte partie des programmes universitaires. Les jeunes gens y sont habitués de bonne heure à ne pas rougir niaisement devant certain meuble quadrupède, qui devrait se retrouver dans tous les intérieurs ; je parle du vulgaire et précieux bidet, puisqu'il faut l'appeler par son nom.

Il y a une catégorie d'enfants, les fils de goutteux, d'arthritiques, en particulier, qui transpirent beaucoup, et ont des sécrétions assez fétides pour incommoder quelquefois leurs camarades. Dans ces cas, comme chaque fois qu'on se trouve en présence d'une constitution lymphatique, d'un tempérament défectueux, les soins que j'indique sont encore plus urgents. Ils aideront certainement au relèvement de ces pauvres châteaux branlants, qui ont tant besoin d'être étayés. Donnez-leur moins de viande, moins de quinquina, car beaucoup de parents ont l'habitude d'en gorger leurs rejetons, au point de dépasser le but; moins de raifort iodé et de phosphates, moins de médicaments en un mot, et un peu plus d'hygiène, un peu plus d'air sain surtout.

A ce point de vue, et comme corollaire à ce qui précède, je dois dire que, malgré des progrès incontestables dans les constructions, l'air des pièces où séjournent les élèves n'est pas assez souvent renouvelé. Les études et les dortoirs ne sont pas assez ventilés, ce qui est pourtant de première nécessité dans certaines salles littéralement infestées par le voisinage des cabinets d'aisances.

En plein Paris, j'ai vu, ce qui s'appelle vu, et bien vu, des latrines fort primitives et d'une odeur révoltante, être installées sous les fenêtres du dortoir des petits et à côté de leur classe. Je me souviens de la stupéfaction du Directeur, lorsque j'appelai son attention sur ces émanations, sur les microbes qui devaient prendre leur vol de là ; il me répondit, avec une naïveté exquise, que jamais personne ne s'en était plaint, et qu'il n'en avait constaté aucun inconvénient.

Je fus révolté par l'indifférence de ce singulier pasteur, chargé de la garde d'un troupeau pourtant nombreux de jeunes ouailles, et je m'empressai de soustraire à ce milieu empesté quelqu'un qui me touchait de fort près.

Je sais bien que cette question des résidus alimentaires, des *excreta*, est très difficile à résoudre ; c'est la plaie de toutes les agglomérations ; mais que tout le côté répugnant soit au moins dissimulé et combattu. J'en appelle à vos souvenirs ; la nausée doit certainement vous venir aux lèvres, en vous rappelant les recoins étroits et insalubres des vieux collèges, de plusieurs boîtes à bachot qui datent de Mathusalem, et qu'il est si facile de découvrir, sans avoir beaucoup de flair, d'après les indices fournis par la brise qui passe ! Là aussi, l'eau devrait couler en abondance et nettoyer, et nettoyer encore.

L'influence néfaste des fosses d'aisances n'est plus à démontrer ; la preuve a été faite surabondamment. Pour ne parler que d'un élément d'infection, en temps de sécheresse, l'air de Paris contient des coli-bacilles, virulents ou non, de provenance fécale, et on les retrouve dans la bouche de beaucoup de personnes, d'après les recherches du Dr Grimbert.

La présence de ces bactéries ne saurait évidemment être indifférente.

Je me résume, en adressant un appel pressant à tous les Directeurs et à toutes les Directrices des établissements d'instruction pour leur demander de faire une part plus large à la propreté sous toutes ses formes et... partout. C'est parfait d'encourager les exercices physiques ; mais il ne s'agit pas d'en perdre le bénéfice, en négligeant les précautions élémentaires qui doivent en décupler l'effet.

Mon cri d'alarme doit être répété à satiété à tous les coins de la France ; il y aura toujours trop de sourds qui se refuseront à l'entendre ou qui, l'ayant entendu, attendront indéfiniment pour marcher avec le progrès.

DU DÉVELOPPEMENT PHYSIQUE
DES JEUNES FILLES

C'est une tâche aussi intéressante que méritoire de soulager et guérir les maladies intimes de la femme. Mais il vaut encore mieux prévenir, et, quoiqu'on ait dit que les médecins hygiénistes étaient des philanthropes qui agissaient contre leurs intérêts, je suis sûr d'avance de ne pas trouver d'opposition, en venant préconiser quelques-unes des conditions qui pourraient empêcher bien des femmes de devenir malades.

Pour cela, il s'agirait de veiller de bonne heure, avec une sollicitude tendre, sur la constitution de ces sensitives, alors qu'elles sont encore dans le milieu trop ouaté de leur famille et de travailler sans cesse à durcir la trempe de leur physique comme celle de leur moral. Le sujet n'est pas nouveau, mais il reste toujours d'actualité. En pareille matière, il n'y a pas à craindre de battre le rappel et de revenir à la charge ; nous aurons toujours à lutter contre l'indifférence ou la routine !

. . . .

On s'est beaucoup occupé, et avec raison, depuis quelque temps, de favoriser les exercices corporels dans les pensionnats de jeunes gens ; dans l'intérêt de la patrie, on veut avoir des corps robustes et des intelligences saines. C'est très bien de chercher à faire des hommes larges d'épaules et d'idées, afin de permettre au cerveau de se meubler de hautes pensées et d'enthousiasmes généreux, jusque dans les moindres recoins, afin que leur force soit ensuite mise au service du progrès et de la justice. Ce souci est des plus louables, mais il devrait viser non seulement le sexe que l'on dit fort, mais à plus forte raison l'autre, dont la faiblesse, malgré quelques exceptions, est légendaire. Or, jusqu'ici, l'on ne s'est guère préoccupé des jeunes filles lymphatiques et mal échafaudées, qui sont pourtant destinées à perpétuer notre race. En vue de leurs maternités futures, elles devraient au contraire être l'objet de préoccupations spéciales

On devrait fortifier tout particulièrement leurs muscles et leur caractère, cultiver méthodiquement leurs instincts, leur donner le sens précis du goût, de l'harmonie, du jugement et de la mesure en tout, et cela, j'y insiste, dès que l'aube des idées commence à luire dans leur tête, dès que la demi-nuit de leur cerveau est traversée par les instables et confuses intuitions du commencement de la vie véritable.

Le souci du développement physique, n'exclut pas, bien entendu, le culte de l'idéal. Tout en faisant au corps sa part légitime, il est bon de prendre aussi à ses débuts cette intelligence qui vient de s'ouvrir à la lumière, de rendre cette jeune âme attentive à elle-même, pour lui faire démêler la voix de la conscience à travers les cris désordonnés et confus de l'instinct et de la passion ; d'élever cet esprit, toujours prêt à se laisser choir dans la matière et de le soutenir par l'idée du devoir, par l'attrait de la vertu. Il est indispensable de cultiver cette fleur, pour la conduire, au prix de mille soins, jusqu'à son complet épanouissement ; de tailler enfin dans cette nature, qui tient de l'animalité, je le veux bien, mais qui doit s'élever fort au-dessus, de tailler, dis-je, dans ce marbre de chair, dans cette contexture de nerfs et de muscles, quelque chose d'infiniment supérieur !

Après cette déclaration de principes, après avoir donné la première place à l'énergie morale, aux lois conservatrices de la vigueur corporelle, à la tempérance et à la chasteté, je serai plus à l'aise pour parler de la souplesse des muscles et du bon fonctionnement des organes.

Si les petits Parisiens, en particulier, sont si souvent malingres, mal venus, d'une architecture défectueuse, leur mauvaise constitution est généralement attribuable à leur mère, qui manque de sève, qu'on a trop calfeutrée, dont le bassin est mal développé, qui veille trop, abuse du corset, ne sort pas assez, est enfin la névropathique et pessimiste victime de nos conventions étriquées, sans liberté, sans expansion.

Les femmes qui habitent la province ont elles-mêmes les plus funestes habitudes d'inertie. Elles s'occupent dans leur intérieur, sans doute ; mais elles s'y confinent, surtout pendant l'hiver, dans une tenue abandonnée, sans stimulants, et ne sortent généralement que le dimanche, pour assister aux cérémonies religieuses ou faire

quelques visites. Elles ne songent même pas à
passer devant leur miroir, pour réparer ce qui
est réparable, une partie des heures intermi-
nables de la journée. Elles préfèrent les consa-
crer imprudemment à des niaiseries et aux petits
ouvrages, qui leur perdent les yeux.

Aussi, tout en étant dans de meilleures conditions hygiéniques, dans un milieu plus sain,
elles ne se portent pas mieux que leurs sœurs
des grandes villes, surtout les Parisiennes qui
ont au moins la curiosité des arts, des colifichets
et ne perdent pas une occasion de faire un tour,
là où on se rencontre et où on peut les admirer.

Finalement, ces dernières gardent leur svel-
tesse et leur tournure élégante ; elles n'ont
jamais quarante ans que dans les actes de l'état
civil ; tandis que les autres s'éteignent vite,
s'affadissent, deviennent des ménagères très
prosaïques, très apaisées et se laissent envahir
prématurément par l'embonpoint. Après quelques années de mariage, elles offrent au nord et
au midi de leur personne des fluxions hottentotes, des empâtements gélatineux, des étages
chancelants de tissus adipeux, qui n'ont rien de
commun avec les convexités harmonieuses

qu'elles envient à leurs modèles. Leur teint
écarlate rappelle les écrevisses à la bordelaise.
Leur âge devient facilement visible, quoique
caché. On dirait les statues vivantes de l'apo-
plexie. Cupidon se sauve effrayé : il y a trop à
aimer !

Je sais bien qu'il existe des tares originelles,
des diathèses, dont l'influence fâcheuse se trans-
met de génération en génération ; mais on ne
fait rien pour les combattre, ou du moins on
croit avoir fait beaucoup lorsqu'on a donné des
viandes saignantes et de l'huile de foie de morue
à la jeunesse enjuponnée. Certes, c'est quelque
chose ; mais il est encore plus important de
faire vivre ces demoiselles au grand air, dans un
mileu sain, ensoleillé, en dehors de l'atmosphère
surchauffée des salons, où on les astreint de
bonne heure à tous les supplices des toilettes
compliquées, qu'il ne faut pas abîmer ; dans ce
but, on les condamne à l'inaction, à la contrainte, à des mouvements pondérés et métho-
diques comme ceux des grandes personnes. Il
faut pourtant que leurs articulations jouent, que
leurs muscles travaillent, que leur ossature se
consolide, si l'on veut parvenir à étayer cet

édifice organique qui est trop frêle et manque de
résistance. C'est avec raison qu'on a appelé l'air
le pain de la respiraion : Tel air, tel sang ; tel
sang, telle santé. — L'air étant à la fois, pour
nous, un milieu et un aliment, on devrait faire
vivre à la campagne toutes les fillettes mal
venues, malingres, les endurcir, les habituer
aux lotions froides, leur donner l'appétit de
l'air froid, au lieu de les exposer au danger
de la claustration scolaire et du sybaritisme de
la chaleur. Comme l'a écrit le docteur Morin,
la devise de la Ligue nationale de l'éducation :
Patrius pro patria ludus, doit aussi s'appli-
quer aux jouvencelles. L'hygiène somatique de
la femme doit être étroitement calquée sur celle
du garçon. C'est le seul moyen de former, plus
tard, des unions robustes et fécondes, capables de
faire souche d'enfants bien portants et ne
demandant qu'à vivre.

Dans une conférence, Mlle Blanche Edwards,
la doctoresse, s'est attendrie comme moi sur le
sort des jeunes filles : « En présence de ces
corps amaigris, dit-elle, à la poitrine excavée,
au dos bombé, aux épaules saillantes ; de ces
faces décolorées, aux yeux brillants d'intelli-

gence, mais creusés et cerclés de bistre ; de ces figures trop sérieuses et préoccupées, se pose cette question : l'instruction qui nous fournit de tels êtres est-elle un avantage pour la nation ?

« Combien de névroses ont pour unique point de départ le surmenage de ces cerveaux, bondés de connaissances mal digérées.

« Le matin, *la patiente* se lève fatiguée, se met au travail ; l'examen est là qui la guette comme l'opérette les Péruviens, elle lit, lit encore, écrit des notes, dans des positions fatigantes que je ne puis qu'indiquer ici.

« A midi, pas d'appétit : deux feuilles de salade vinaigrée, un cornichon, un petit croûton, quelques grains de café ou de charbon, voilà l'ordinaire ; je ne vous souhaite pas pareille convive : la viande la dégoûte et elle préfère l'avaler en cachets sous forme de poudre alimentaire, je n'exagère rien ; le dîner est la répétition du déjeuner.

« *Le travail cérébral absorbe, en cinq heures, les éléments de nutrition de dix heures de travail manuel,* — d'où dénutrition, affaiblissement graduel et mort, si la réparation est insuffisante.

« Il n'est plus question de jeux et, aux récréations, les malheureuses emportent leurs livres et continuent à lire les matières de l'examen, qu'elles empilent dans leur pauvre cerveau; mais le désordre y devient tel, qu'aucune de ces substances n'y pourra être retrouvée au moment utile. »

Mlle Edwards s'élève fort justement contre les inconvénients de la claustration; elle estime que de fréquentes promenades au grand air économiseraient bien des verres de quinquina; elle préconise la balnéothérapie, surtout pour les maisons religieuses, où, par pruderie, la propreté n'a jamais été considérée comme une vertu théologale.

On y lave bien les parties exposées à l'air; mais on soustrait le reste du corps le plus longtemps possible à l'action de l'eau. Il en résulte que les pores de la peau fonctionnent mal, de même que la respiration pulmonaire laisse à désirer.

« Non, ajoute-t-elle en terminant, ce n'est pas le superflu, l'air pur, l'exercice au grand air, l'hydrothérapie, pas plus que la nourriture saine et abondante. C'est, pour les fils comme pour les filles d'un pays, le strict nécessaire qu'on leur doit, au même titre que les programmes parfaits, trop parfaits, auxquels ils sont soumis actuellement. — En résumé :

« Des récréations nombreuses dans l'enfance ;

« Des promenades amusantes dans l'adolescence ;

« Des promenades utiles et en plein air pour les jeunes filles ;

« Un costume solide, commode et uniforme pour toutes ;

« Des bains et de l'hydrothérapie à profusion.

« Voilà les vœux que nous émettons pour la jeunesse française, afin d'avoir de belles jeunes femmes, fortes et bien constituées. »

Quel est le médecin qui, dès le début de sa carrière, n'a pas été frappé de la pauvreté plastique de la femme moderne, chez laquelle tout est en déficit ? Les couturières sont devenues des faussaires, et leurs costumes sont remplis d'artifices, destinés à nous donner l'illusion des contours harmonieux, qui devraient être l'apanage de ces dames. En ce temps où l'on réforme tout, voilà un bon sujet de revision. Puisqu'on ne rencontre plus de poitrines opulentes, vraiment propices à l'allaitement, ni de hanches développées n'ayant pas à redouter la gestation, il faut en faire par les procédés usités pour l'élevage des animaux. Il n'y a qu'à imiter nos voisins d'outre-Manche, qui, sur ce point, comme sur beaucoup d'autres, hélas ! nous ont précédés.

Le mot élevage sonne mal à certaines oreilles prévenues; il déplaît aux partisans de l'éternelle routine, qui voudraient nous faire tourner sans cesse dans le même cercle... vicieux. Mais les vieux errements sont condamnables, puisqu'ils aboutissent finalement à l'amoindrissement de nos rejetons.

On oublie trop que la véritable destinée de la femme est de devenir épouse et mère ; tout devrait tendre à la préparer à ce rôle touchant et glorieux, infiniment plus enviable et plus apprécié par l'homme que toutes les distinctions professionnelles, dont quelques déséquilibrées font leur unique objectif. Le sort de la plupart fait songer à Raoul Desloges, au fort en thème d'Alphonse Karr, qui, pourvu de tous les diplômes universitaires, finit par devenir *flot du cirque*.

Je voudrais bien savoir ce que deviennent pour la famille les bachelières et les doctoresses, qui font l'assaut de toutes les professions et renoncent à surveiller nos hauts de chausse?

Je doute fort que les fatigues et les soucis qu'entraîne la préparation des examens soient favorables aux fonctions puerpérales. — Ah! comme nous sommes loin du temps où la reine Berthe filait!

Mais faisons la part de l'exception, je le veux bien; admettons qu'il y a quelques femmes tout particulièrement douées, qui sont capables de faire les mêmes études que l'homme et de supporter ses fatigues. En revanche, la grande masse a besoin d'être remontée et ne pourrait fournir une carrière laborieuse. On semble l'avoir compris, en renonçant peu à peu à l'engouement exagéré qui portait tant de jeunes personnes à se salir les doigts d'encre, plus que de raison; à maigrir, à s'anémier, pour conquérir des brevets dont elles n'avaient aucun besoin. On en reviendra, je l'espère, à préférer une cour d'amour aux cours abstraits et fastidieux, au travail forcené, à l'entraînement ininterrompu pendant des mois et des mois.

On a reconnu les inconvénients de ces cultures intensives, le danger de la préoccupation fié-

vreuse qui précède les examens, qu'on subit
la voix étranglée d'émotion, de l'angoisse affolée
des suprêmes jours d'attente, à l'époque même
où la fillette se transforme et devient vraiment
femme. *Finis Poloniæ!*

Par une aberration flagrante, c'est de douze à
dix-huit ans, c'est-à-dire au moment où les
jeunes filles ont le plus besoin d'agir, de se
remuer, de sauter et de danser sans maître,
d'avoir des jeux mouvementés, batailleurs et har-
dis, de se développer, en un mot, qu'on les con-
fine davantage, qu'on rend leur tête plus pesante,
en consacrant la majeure partie de la journée
à l'alourdir. Dans les couvents surtout, elles
prennent de très bonne heure des allures
graves et monacales, qui excluent les jeux et la
course. Cela se conçoit pour les bonnes sœurs,
dont les longs voiles doivent dissimuler des
ailes, capables de les emporter loin de notre
planète, mais non pour mes petites amies, que
nous voulons y retenir.

J'ai eu l'occasion de pénétrer dans plusieurs
maisons religieuses, admirablement organisées
au point de vue du confortable et du bien-être
des élèves; mais elles laissent toutes à désirer au

point de vue des exercices physiques et de certaines règles hygiéniques : ainsi, il y a généralement trop de becs de gaz ; les calorifères sont trop chauffés, ce qui rend les enfants fort sensibles. En conséquence, dès qu'il fait mauvais, que la température est inclémente, on ne les fait plus sortir, sous prétexte d'éviter les transitions et les rhumes..

Et pendant ce temps, l'air des appartements est vicié par l'agglomération ; l'oxygène y fait défaut et le sang est forcément moins riche.

Ce n'est pas tout : dans ces mêmes maisons d'éducation, qui offrent pourtant tant d'autres avantages, on recommande aux pensionnaires des attitudes particulières, l'immobilité ; elles doivent baisser modestement la tête et croiser les bras sur la poitrine, etc.

Rien de plus défectueux ; la respiration en est gênée, et c'est au prix d'une contrainte pénible pour les tempéraments nerveux et remuants, que cette impassibilité est obtenue.

Et qu'on n'aille pas me dire que quelques leçons de gymnastique par semaine puissent suppléer à cet état de choses ! On commence, du reste, à renoncer à tous ces appareils, déplora-

blement scientifiques, dont la manipulation se
fait d'une façon méthodique et comporte l'attention et les ennuis d'une leçon.

Ce qu'il faut, comme on l'avait compris à
l'école Monge, c'est que les enfants des deux
sexes se développent dans le sens de leurs aptitudes, de leurs tendances, de leurs besoins ;
que la direction soit aussi peu sensible que possible, de façon à n'être pas insupportable. Il faut
qu'ils jouent à leur aise, sans gêne, avec plaisir
même ; après un exercice libre, renouvelé deux
ou trois fois par jour, qui leur aura mis des
roses au visage, qui aura activé leur circulation
et reposé leur esprit, ils auront ensuite plus de
lucidité pour profiter de l'enseignement de leurs
maîtres.

En gymnastique, comme en tout le reste, on
n'apprend qu'en amusant.

Les idées abstraites elles-mêmes gagnent à
être présentées sous une forme vivante :

> Il nous faut en riant instruire la jeunesse,
> Reprendre ses défauts avec grande douceur,
> Et du nom de vertu ne lui point faire peur.
>
> (VOLTAIRE.)

Je ne crois pas à l'utilité du gavage scolaire,

qui est aujourd'hui à la mode, et je saisis avec empressement l'occasion de le dire, dans l'intérêt au moins des bons élèves, qui sont vraiment surmenés.

J'ai déjà insisté, à la Société d'hygiène, sur la nécessité de donner un appui aux sièges qui, dans les pensionnats, servent aux élèves.

Cette précaution me paraît particulièrement utile pour les fillettes; il faut que leur colonne vertébrale soit soutenue, de façon à ce qu'elles ne se couchent pas sur leur pupitre ou sur leur table de travail; de façon à ce que leur cage thoracique soit portée en avant, bien dégagée. C'est le moyen de rendre la respiration plus libre, plus complète et aussi de favoriser le développement de la poitrine. Les attitudes vicieuses de l'enfance jouent certainement un rôle considérable dans les malformations du buste, que nous avons si souvent l'occasion de constater.

Je ne terminerai pas sans rappeler, avec le Dr Périer, l'importance d'une bonne direction médicale, dès l'âge le plus tendre :

C'est une erreur généralement répandue que le médecin n'est destiné qu'à soigner les malades

et à les guérir de leurs maux. Autant dire que
les architectes ne sont chargés que de la réparation des maisons. Comme celui-ci préside à la
construction d'habitations ou d'édifices plus ou
moins durables, celui-là doit présider à l'édifi-
cation de ce corps qui sera toute la vie ce qu'on
l'aura fait dans ses premiers ans. Le médecin qui surveille la santé des enfants bien portants d'aujourd'hui sera tout indiqué pour soigner demain ces petits malades qu'il connaît. Il
les connaît, en effet, quand, dirigeant leur ali-
mentation et leur sommeil, leur exercice et leur
repos, surveillant leur dentition et leur croissance, il voit ce que donne et ce que promet
cette constitution qui s'édifie sous ses yeux.
Sachant pour ainsi dire ce que vaut cette santé,
il pourra prévoir ce qu'elle deviendra quand
elle sera aux prises avec la maladie, quelle résistance chaque organe ou l'économie tout entière
lui opposera, et, s'il y a quelque partie faible, il
saura la fortifier et la préparer pour la lutte et la
garantir au moment opportun.

6.

L'EXERCICE ET LE CYCLISME

Il faut faire jouer les enfants, les intéresser aux divers sports et s'arrêter quand arrive la fatigue.

L'exercice sous toutes ses formes est indispensable aux jeunes gens. — La marche graduée doit en être la base et le premier jalon. — Rien de bon, durant l'été en particulier, comme la promenade matinale, au moment où tout s'éveille, où tous les êtres animés éclatent en chansons ; c'est comme une joie de renaissance qui déborde et que ne connaissent pas les attachés du lit. On ressent l'impression d'une œuvre inédite ; il semble que ce qu'on voit, ce qu'on respire n'a encore été ni vu ni respiré.

S'il fait trop lourd, l'après-midi, on se dédommage lorsque les heures du soir descendent légères et vaporeuses sur la terre, toute baignée de la rose illumination du couchant. — On est comme mêlé à l'âme du crépuscule, et l'on savoure mieux les frissons salubres du plein air, quand s'assoupissent les fracas et la chaleur du jour, dans la paix de la nuit qui commence !

Le côté poétique de ces excursions importe peu aux collégiens; mais l'instinct leur fait apprécier quand même le bien-être qu'on éprouve à faire fonctionner ses membres dans un milieu salubre, non contaminé, — à jouer sur des pelouses, dans de vastes terrains entourés d'arbres, à secouer son hébétude, à se distraire enfin.

Respirer un air pur, à pleins poumons, loin des pestilences de la ville, c'est la grande raison qu'invoquent les jeunes bicyclistes en mal d'émancipation, ceux qui veulent s'affranchir du joug des maîtres ou des parents.

Faut-il leur lâcher la bride, ou plutôt leur abandonner le guidon ? C'est ce que nous allons examiner.

Les plus prévenus sont littéralement débordés par la vogue de la bicyclette ; c'est un courant qu'il serait téméraire de vouloir remonter; mieux vaut le diriger et le régler, de façon à prévenir les excès. — Plus que le cresson de fontaine, c'est la santé du corps, clament ses partisans. — Ils vantent même les bienfaits moraux du cyclisme, car, disent-ils, « il développe le sentiment de solidarité. Un bicycliste dans l'embarras ou en danger est tout de suite secouru par ses confrères. Les pneus crevés en savent quelque chose ; et aussi les cochers qui veulent crever des bicyclistes. »

Vous connaissez encore les vagues lambeaux de phrases touchant l'influence esthétique des beaux paysages parcourus à bicyclette, touchant le tourisme qui conduit dans des villes d'art, touchant la renaissance des vieilles auberges où l'on rapprend à manger la bonne cuisine d'autrefois et à boire du vrai vin.

Qui n'a entendu des considérations humanitaires sur *la diminution des progrès de l'alcoolisme*, grâce aux dimanches ouvriers ayant désormais *un but de villégiature saine et économique*. On a été jusqu'à insinuer que *les revendications féminines marchent vers l'égalité des sexes à pas de géant, si j'ose m'exprimer ainsi, sur cette merveilleuse machine qui a déjà masculinisé le costume de nos sœurs*.

Enfin la bicyclette moralisatrice ne permettrait

pas aux jouvenceaux de lire les mauvais romans, les feuilles ordurières, qui corrompent l'esprit et le cœur.

Je veux bien admettre tout cela, car je ne suis pas un vélophobe ; je ne suis nullement hostile à ce mode de locomotion, à condition qu'on n'en abuse pas ; mais je dois reconnaître que la modération se concilie mal avec l'emballement presque obligatoire du néophyte. — J'ai rarement vu pédaler avec discernement et mesure. Des jeunes filles, aux allures de sainte nitouche, se prennent subitement d'une belle ardeur pour le cheval d'acier et ne se lassent pas de l'enfourcher, de rivaliser de vitesse avec leurs frères ou leurs petites amies. — Il peut en résulter un contre-coup préjudiciable pour la croissance chez celles dont le développement n'est pas encore assez accentué. Voilà l'écueil, voilà le danger.

« Il n'y a plus de doute actuellement, écrit Benjamin Richardson, sur les inconvénients que peut entraîner *l'abus* du cyclisme. L'attitude que prennent presque tous les cyclistes, à un degré plus ou moins marqué, — en se penchant en avant sur le guidon de leur machine, — est sûrement des plus préjudiciables à la santé.

« La position courbée est plus nuisible qu'on ne s'imagine. Tout le monde reconnaît qu'elle est disgracieuse. Elle détruit les lignes naturelles de la colonne vertébrale. Le haut de la courbure antérieure se trouve projetée en avant, et je ne suis pas sûr que la courbure postérieure ne soit pas aussi modifiée, jusqu'à ce que l'épine prenne la forme d'un arc. Le squelette osseux de la poitrine est comme écrasé par la pression anormale qui s'exerce sur lui. La circulation se trouve gênée et sans aucun doute les poumons sont aussi entravés dans leurs mouvements. Il n'est pas possible que ces diverses modifications n'aient pas de conséquences nuisibles. »

J'ai été témoin de tant d'accidents et d'inconvénients, consécutifs à un usage immodéré, que cela m'a rendu très timoré : transitions brusques de température suivies de refroidissements, de bronchites, de pneumonies, de douleurs, de névralgies ; — sueurs profuses et débilitantes ; — chutes et accidents consécutifs variables, plaies, fractures, turgescence hémorrhoïdaire et de la prostate, hémorrhagies, orchite traumatique, épanchements, claudication, entorses, uréthrorrhagie, poche sanguine péri-

néale, cystite, etc... — Voici un aperçu incomplet
de ce qui menace les imprudents. Les diverses
hernies ombilicales, inguinales et crurales
peuvent en être la conséquence, et, lorsqu'elles
existent déjà, l'étranglement si redoutable peut
être le couronnement de cette série pathologique.

L'uréthrite simple, ou inflammation du canal.
a été signalée, chez les apprentis vélocipédistes
mal montés, quand la selle est mauvaise ou mal
installée. — Chez certaines femmes, la pression
et le frottement prolongé de la selle sur la vulve
et l'urèthre déterminent des envies fréquentes
d'uriner, une inflammation des grandes lèvres,
une sécrétion vaginale exagérée, des démangeaisons insupportables de la région ano-
vulvaire. Ces accidents cèdent facilement au
repos, j'en conviens, mais à la longue ils peuvent
aller jusqu'à l'uréthrite et à la cystite.

On a décrit une arthrite des vélocipédistes (voir
un travail du Dr Lavieille sur ce sujet, Doin
éditeur), avec contracture du long péronier laté-
ral, causée par une exagération du travail
musculaire :

« Cette contracture, dit l'auteur, que je tiens
à citer, se traduit par un pied creux valgus.

Puis cette première affection étant constituée, les ligaments supérieurs étant déjà quelque peu distendus par suite de l'exagération de la convexité du dos du pied, la contracture, aidée par les nouveaux efforts et peut-être aussi beaucoup par les secousses musculaires, amène, par une série d'entorses, une affection aiguë dans toute l'articulation.

Bien entendu, la déformation n'apparaîtra pas chez tous les vélocipédistes, mais nous croyons fort utile d'insister ici sur les inconvénients que présente l'abus de cet instrument, surtout pour les jeunes sujets chez lesquels les différents tissus n'ont pas encore atteint tout leur développement et acquis toute leur résistance. Leurs os et leurs articulations surtout ont gardé une malléabilité qui leur permettra de recevoir plus facilement toute impression fâcheuse, et surtout la rendra plus difficile à guérir.

Quant à l'arthrite, nous croyons qu'elle n'apparaîtra que chez les sujets prédisposés aux affections articulaires par leurs antécédents héréditaires ; mais, dans certains cas, elle pourra peut-être devenir dangereuse, notamment si elle se manifeste chez des gens suspects de tuberculose.

Sur un terrain ainsi préparé, cette arthrite, difficile à guérir chez un sujet sain et tendant d'elle-même à la chronicité, pourra fort bien changer de nature et devenir fongueuse, entraînant ainsi toute une série de complications, sur la gravité desquelles nous n'avons pas à insister. »

L'abus peut encore atteindre le cœur dans sa fonction et même dans sa texture; des accès de palpitations en sont la conséquence la plus habituelle. Ils peuvent aboutir à la dilatation des cavités droites du cœur.

Selon le conseil du Dr Droixhe, il serait convenable, en bien des cas, que le sujet désireux d'entreprendre la vélocipédie subît un examen médical sérieux à l'effet d'être convaincu que ce sport n'aura, pour lui, nul retentissement fâcheux ; de savoir si le travail qu'il exige pourra être supporté sans mécomptes et dans quelle mesure ; de connaître s'il ne rencontre pas des contre-indications temporaires ou définitives du côté du cœur, des poumons, des reins, des voies urinaires…, et, s'il s'agit de femmes, du côté de l'utérus et de ses annexes, toutes contre-indications qu'il serait toujours dangereux d'affronter.

On conçoit que des députés aient songé à mettre un impôt sur cet instrument perfide, une sorte de patente vengeresse, revanche des gens paisibles et des piétinés, lorsqu'on suppute qu'un bicycliste adroit et expérimenté peut renverser une douzaine de personnes par jour et licencier un pensionnat en quelques instants. Les femmes en particulier sont une proie facile, et rien n'est curieux comme le spectacle d'un Rudge ou d'un Gladiator entrant brusquement sous des jupons soyeux. Les matrones les plus vénérables ne résistent pas elles-mêmes à cette vigoureuse attaque et les assaillants n'en sont plus à compter leurs bonnes fortunes !

C'est intolérable ! Qui de nous peut être sûr maintenant du lendemain, alors qu'à chaque carrefour, qu'à chaque tournant de rue, il peut être renversé, bousculé, par des cavaliers affolés luttant de vitesse ?...

Je ne veux pas ridiculiser leurs costumes, qui sont peut-être hygiéniques, ni me moquer de la tournure des femmes, largement étoffées, à la façon des Hottentotes. C'est un prétexte à couplets égrillards. Ce collant obligatoire vous fixe tout de suite sur les routes de leur département. Ce n'est quelquefois pas désagréable à constater, ni toujours agréable non plus.

Je détourne pudiquement les yeux pour me contenter de dénoncer comme n'étant pas saine la posture couchée que l'on est obligé de prendre, lorsqu'on veut aller vite ou gravir les chemins montueux. — Dans les concours auxquels j'ai assisté, j'ai constamment été frappé de voir combien les concurrents, même les plus robustes, avaient le dos voûté et les épaules retombantes. A la longue, cette attitude s'impose et devient une seconde nature. Cette tendance à la cyphose du rachis, dans la région cervico-dorsale, est surtout à redouter chez les adolescents adonnés prématurément et avec trop d'ardeur aux pneus de toute marque. Ils adoptent presque fatalement cette attitude vicieuse, dite de jockey, pendant les courses rapides et l'ascension des côtes.

Nous sommes loin de l'antique recommandation si sage, si rationnelle, qui conseillait de porter le thorax en avant, de faire de grandes inspirations pour accroître l'amplitude pulmonaire et absorber une plus grande quantité d'oxygène.

Je suppose que, dans les conseils de révision, les spectateurs doivent maintenant avoir sous les yeux des poitrines rétrécies et des troncs incurvés, qui ne rappellent en rien l'anatomie de l'Antinoüs.

Comme une bonne promenade à pied, à la façon des militaires, le foot-ball, le cricket, le lawn-tennis, le jeu de paume, l'escrime, la plupart des jeux anglais ou français, seraient préférables à ces excursions folles qui se traduisent par une centaine de kilomètres et plus ! — Ce défaut de mesure s'accompagne d'autres excès de table ou de boisson, auxquels on se laisse aller d'autant plus volontiers qu'on éprouve le besoin de réparer ses forces. — On a longtemps attendu avant de trouver un gîte hospitalier ; les heures des repas sont changées ; on dévore et on avale de tout sans sourciller, sur le moment du moins ; mais l'estomac et le foie, les entrailles et les organes abdominaux, qui ont été comprimés pendant plusieurs heures, ne sauraient supporter l'expansion opposée à laquelle on les soumet ensuite. Ces pauvres viscères sont d'abord fort gênés, et on leur impose ensuite un surcroît de travail ; on les surcharge de victuailles malsaines et de boissons toxiques. La transition est vraiment trop brusque et l'équilibre organique ne saurait s'en accommoder.

Donc, malgré les bénéfices du gavage aérien, je condamne énergiquement les prouesses vélocipédiques, l'excitation de la lutte, les courses trop longues, à une allure précipitée ; il en résulte un véritable gaspillage d'azote et c'est là une cause puissante de dénutrition. Agissez en touristes et non en coureurs de profession.

Pour que le vélo ne soit point incriminé d'être un *engin déformateur* pour les sujets dont l'*ossification* n'est point encore achevée ou suffisamment consolidée, il faut empêcher ces derniers de trop se pencher vers le guidon, d'imiter l'attitude des coureurs professionnels. Ainsi, ils ne s'exposeront pas à se voûter le dos et à s'aplatir le devant de la poitrine.

Au début, il faut que l'entraînement soit progressif, en terrain plat de préférence. — Je recommande aux jeunes filles de se garnir avec une serviette ouatée et de ne pas rouler au moment de leurs indispositions.

Les heures les plus favorables pour aller de

l'avant sont celles qui précèdent les repas, lorsque l'estomac est à peu près à l'état de vacuité ; il y a des inconvénients à le comprimer et à le gêner, durant le travail de la digestion, après un repas plus ou moins copieux. — Pas de corset serré ou de vêtements trop justes. — Les mouvements doivent rester libres, ne pas être entravés par le costume. — Que la respiration s'exerce dans toute sa plénitude, sans entraves par l'ampliation normale de la poitrine. — Il ne faut pas boire à tort et à travers, surtout des boissons alcoolisées ou trop gazeuses, éviter les transpirations abondantes, toutes les causes de refroidissement, changer de linge, de bas, se baigner, se lotionner, se frictionner le corps et la tête ou prendre une douche, au retour.

Avec toutes ces précautions, nos héritiers pourront enfourcher avec confiance le Pégase moderne ; puisse-t-il leur donner santé et bonne humeur ; qu'ils soient meilleurs et plus heureux que leurs aînés !

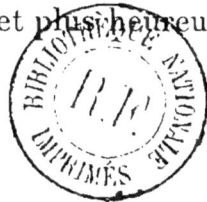

TABLE DES MATIÈRES

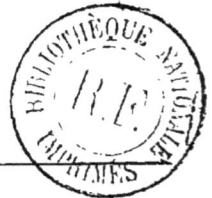

MACON, PROTAT FRÈRES, IMPRIMEURS.

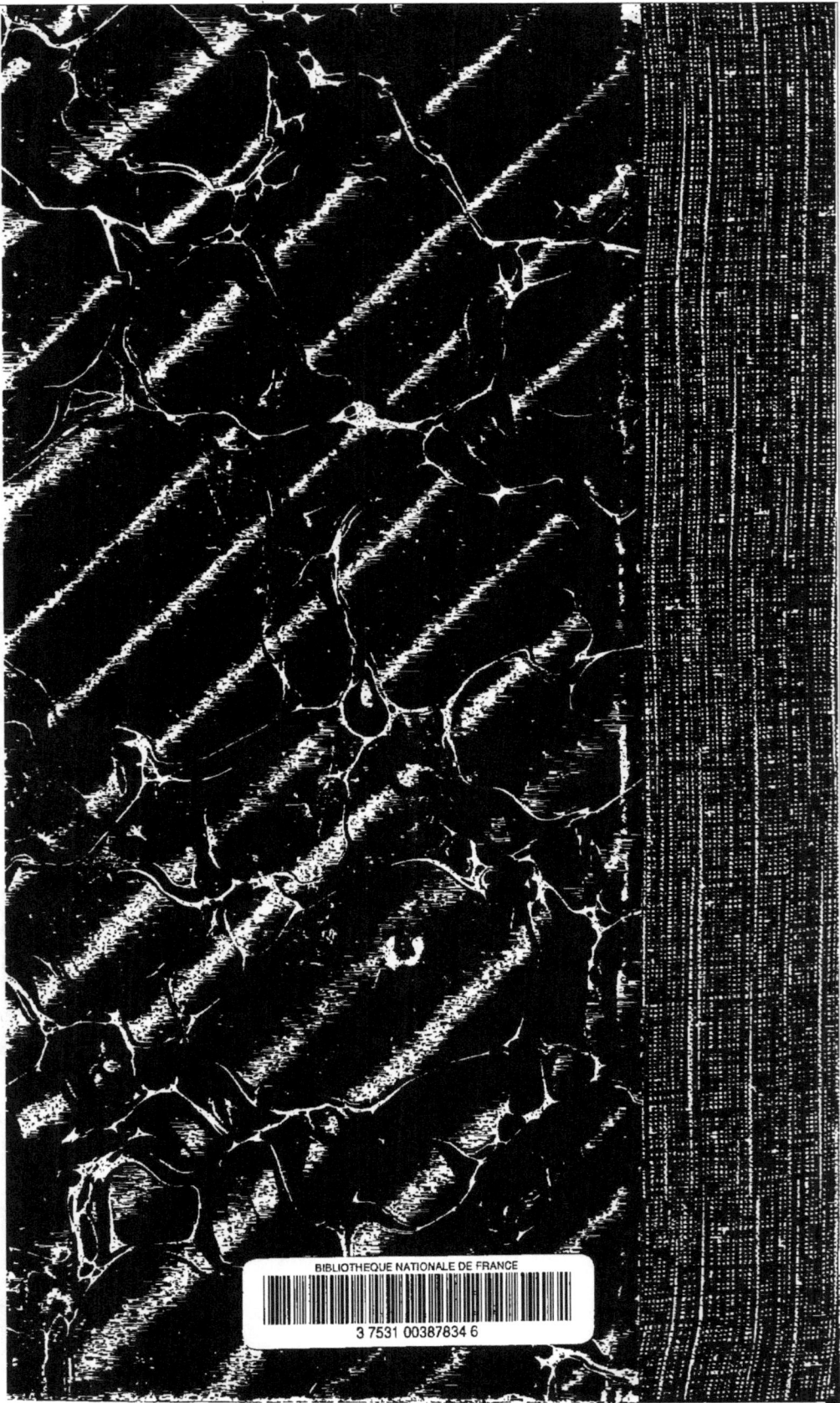

www.ingramcontent.com/pod-product-compliance
Lightning Source LLC
Chambersburg PA
CBHW071506200326
41519CB00019B/5894